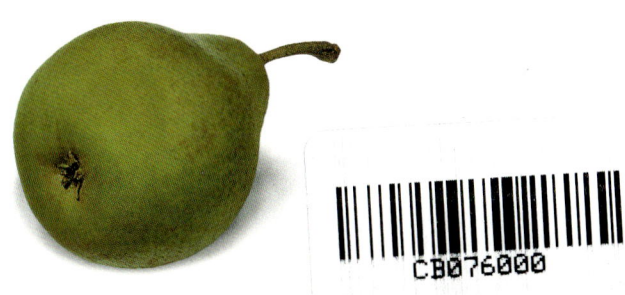

Sucos
Para a Saúde!

Libere o poder medicinal das plantas para a saúde perfeita

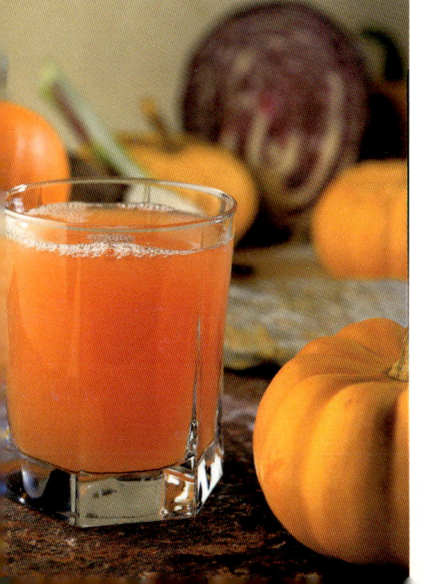
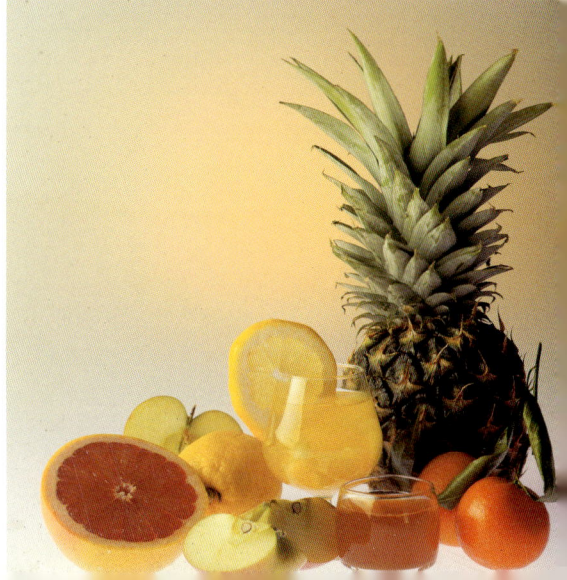

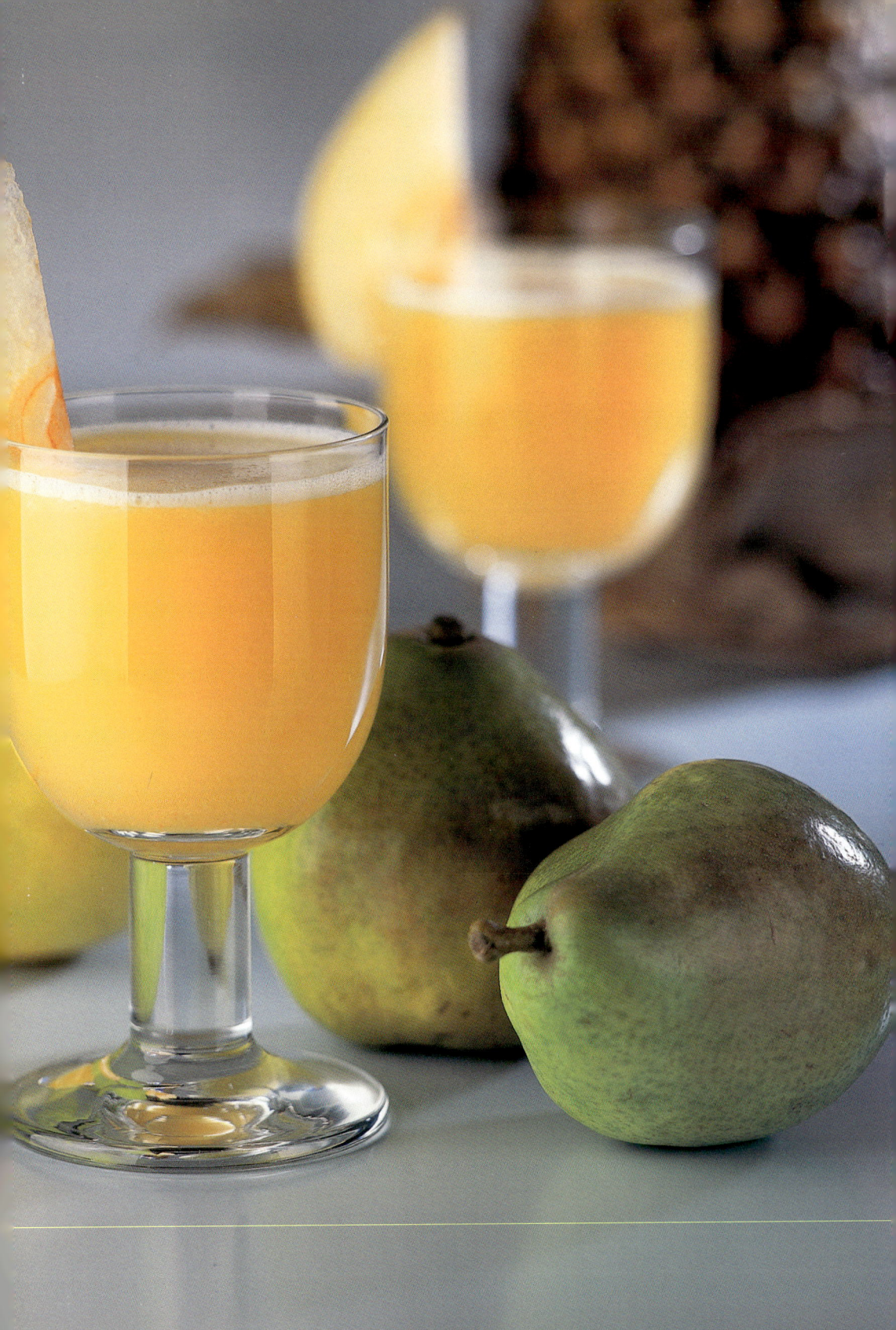

Siegfried Gursche

Sucos
Para a Saúde!

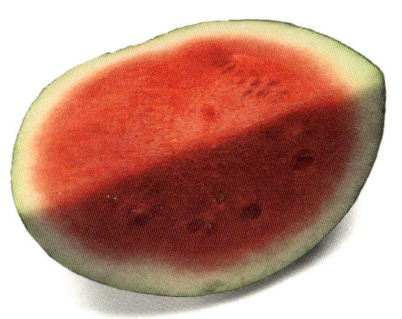

Libere o poder medicinal das plantas para a saúde perfeita

Tradução:
Guilherme Miranda

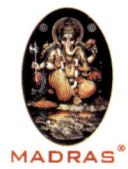

Publicado originalmente em inglês sob o título *Juicing – for the Health of it!*, por Books Alive.
© 2000, Siegfried Gursche.
Direitos de edição e tradução para o Brasil.
Tradução autorizada do inglês.
© 2012, Madras Editora Ltda.

Editor:
Wagner Veneziani Costa

Produção e Capa:
Equipe Técnica Madras

Fotos:
Edmond Fong

Edição das Fotos:
Sabine Edrissi-Bredenbrock

Produção das Fotos:
Fred Edrissi

Tradução:
Guilherme Miranda

Revisão da tradução:
Nancy R. Juozapavicius

Revisão:
Arlete Genari

Dados Internacionais de Catalogação na Publicação (CIP)
(Câmara Brasileira do Livro, SP, Brasil)

Gursche, Siegfried
 Sucos para a saúde! / Siegfried Gursche. – São Paulo : Madras, 2012.
 Título original: Juicing for the health of it!
 ISBN 978-85-370-0764-8
 1. Receitas 2. Saúde - Promoção 3. Sucos de frutas 4. Sucos de vegetais I. Título.
12-04707 CDD-613.2

Índices para catálogo sistemático:
1. Sucos de frutas e vegetais: Nutrição: Promoção da saúde 613.2

É proibida a reprodução total ou parcial desta obra, de qualquer forma ou por qualquer meio eletrônico, mecânico, inclusive por meio de processos xerográficos, incluindo ainda o uso da internet, sem a permissão expressa da Madras Editora, na pessoa de seu editor (Lei nº 9.610, de 19.2.98).

Todos os direitos desta edição, em língua portuguesa, reservados pela

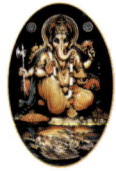

MADRAS EDITORA LTDA.
Rua Paulo Gonçalves, 88 – Santana
CEP: 02403-020 – São Paulo/SP
Caixa Postal: 12183 – CEP: 02013-970
Tel.: (11) 2281-5555 – Fax: (11) 2959-3090
www.madras.com.br

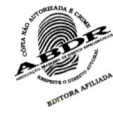
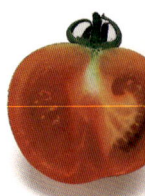

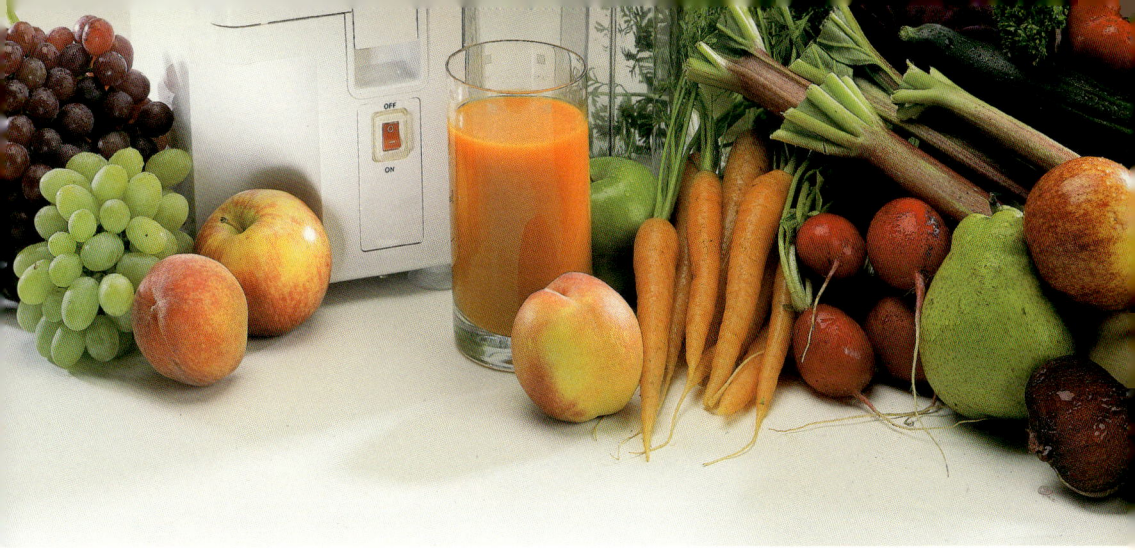

Índice

Tudo sobre Sucos

As promessas dos sucos para uma saúde melhor ..	14
Comece cedo	17
Ganhe energia	19
As promessas dos sucos para uma vida longa	23
Como comprar um bom *juicer*	26

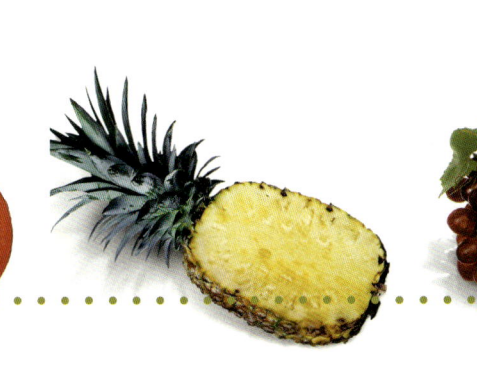
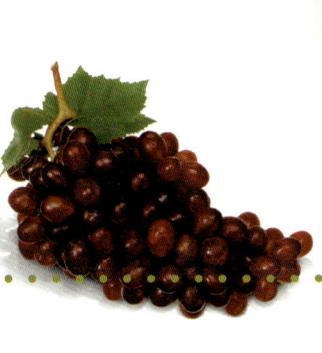
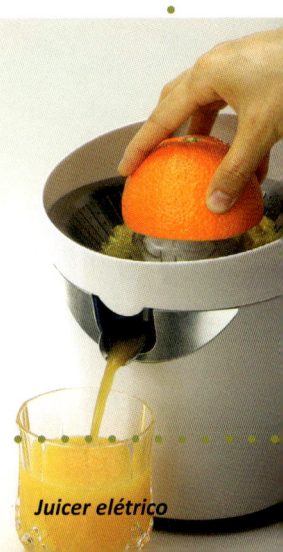

Juicer elétrico

- *Juicer* de imprensa 27
- Centrífuga *juicer* elétrica 28
- *Juicers* por trituração... 31
- Usos terapêuticos do suco vegetal 34
- O que é o "elemento vida", afinal de contas? 36
- Escolha o alimento vivo completo......................... 39
- O combate ao câncer 40
- Terapia de suco.. 43
- Que tal um jejum de sucos? 47
- Frutas e verduras não tóxicas 49
- Vamos começar 50

Receitas

- Acidez estomacal... 54
- Acne 54
- Anemia 56

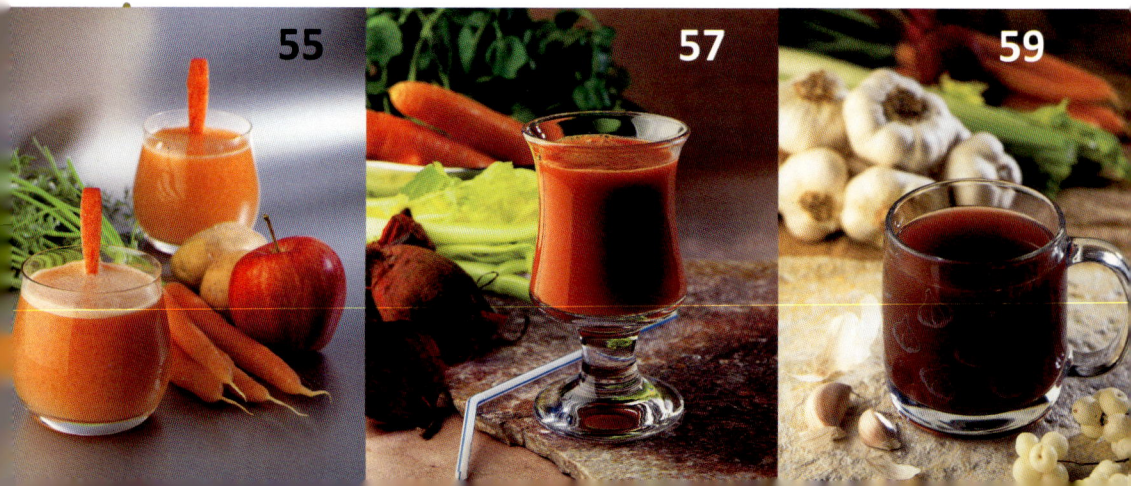

Índice

Angina de peito 56

Arteriosclerose 56

Artrite 58

Asma 58

Bexiga 60

Bronquite 60

Câncer 62

Candidíase 62

Colite 64

Constipação intestinal 64

Depressão 64

Diabetes melito 66

Diarreia 66

Doenças hepáticas 66

Eczema 68

Fibromialgia 68

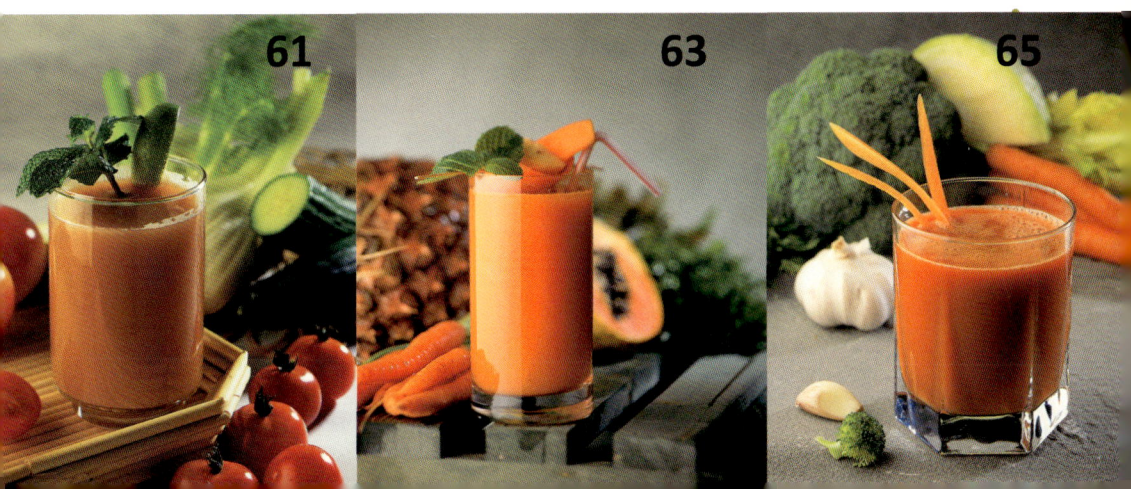

Gota	68
Gripe	70
Hipoglicemia	70
Indigestão	72
Insônia	72
Limpeza de pele	72
Membrana mucosa	74
Nervosismo	74
Osteoporose	74
Parasitas	76
Pedras na vesícula biliar	76
Pressão sanguínea	76
Problemas prostáticos	78
Problemas renais	78
Psoríase	80
Purificador da vesícula biliar	80

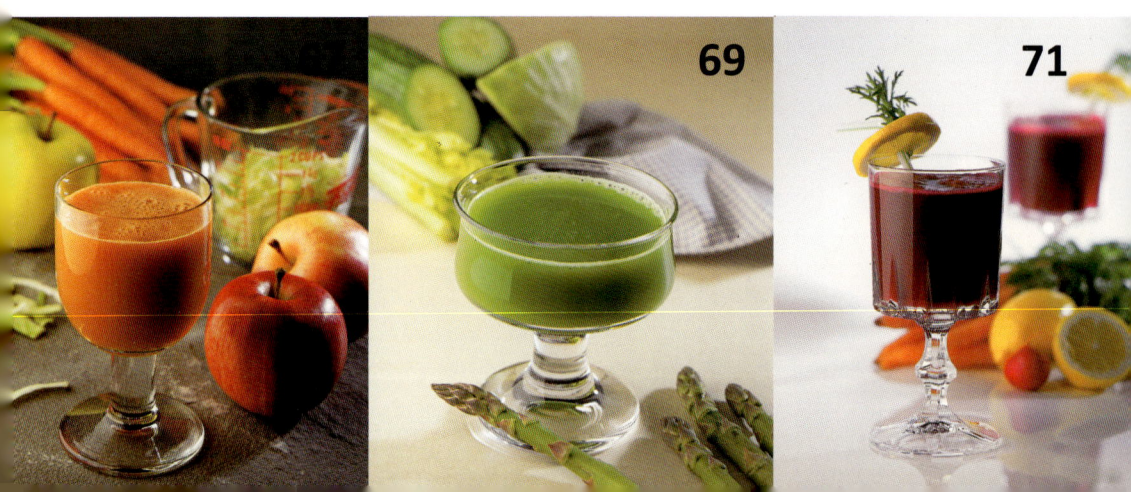

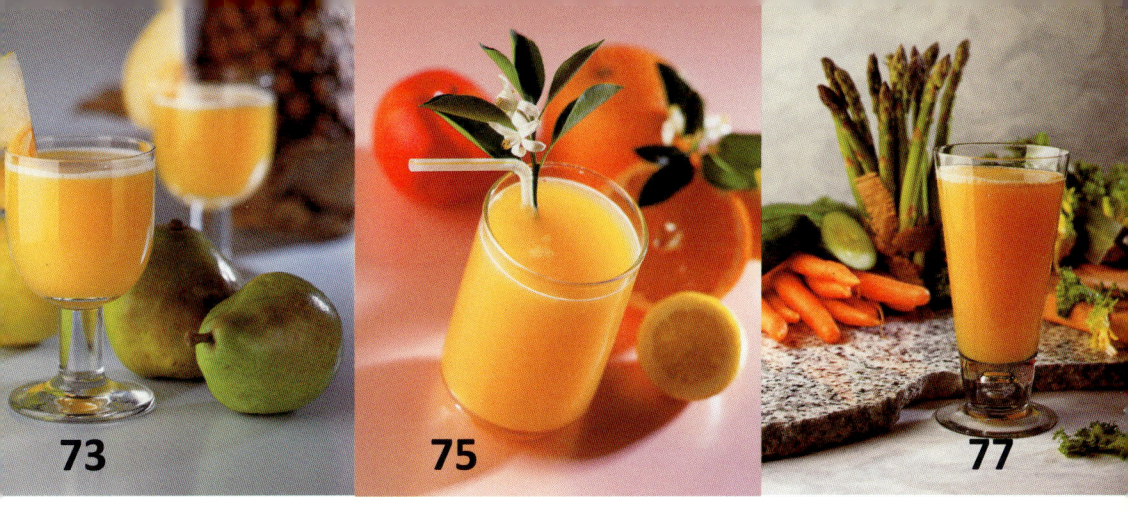

Resfriados	82
Retenção de líquidos	82
Reumatismo	82
Sinusite	84
Suco de Romã	84
Suco de romã balanceado	84
Suco de romã para o sistema imunológico	86
Úlceras pépticas ou gástricas	86
Visão	86
O café da manhã energético	90
O ponche tropical	91
O programa de condicionamento dos Vigilantes do Peso	92

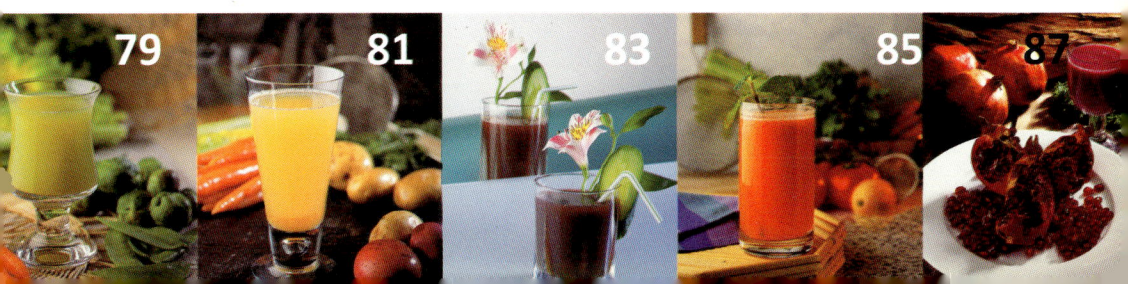

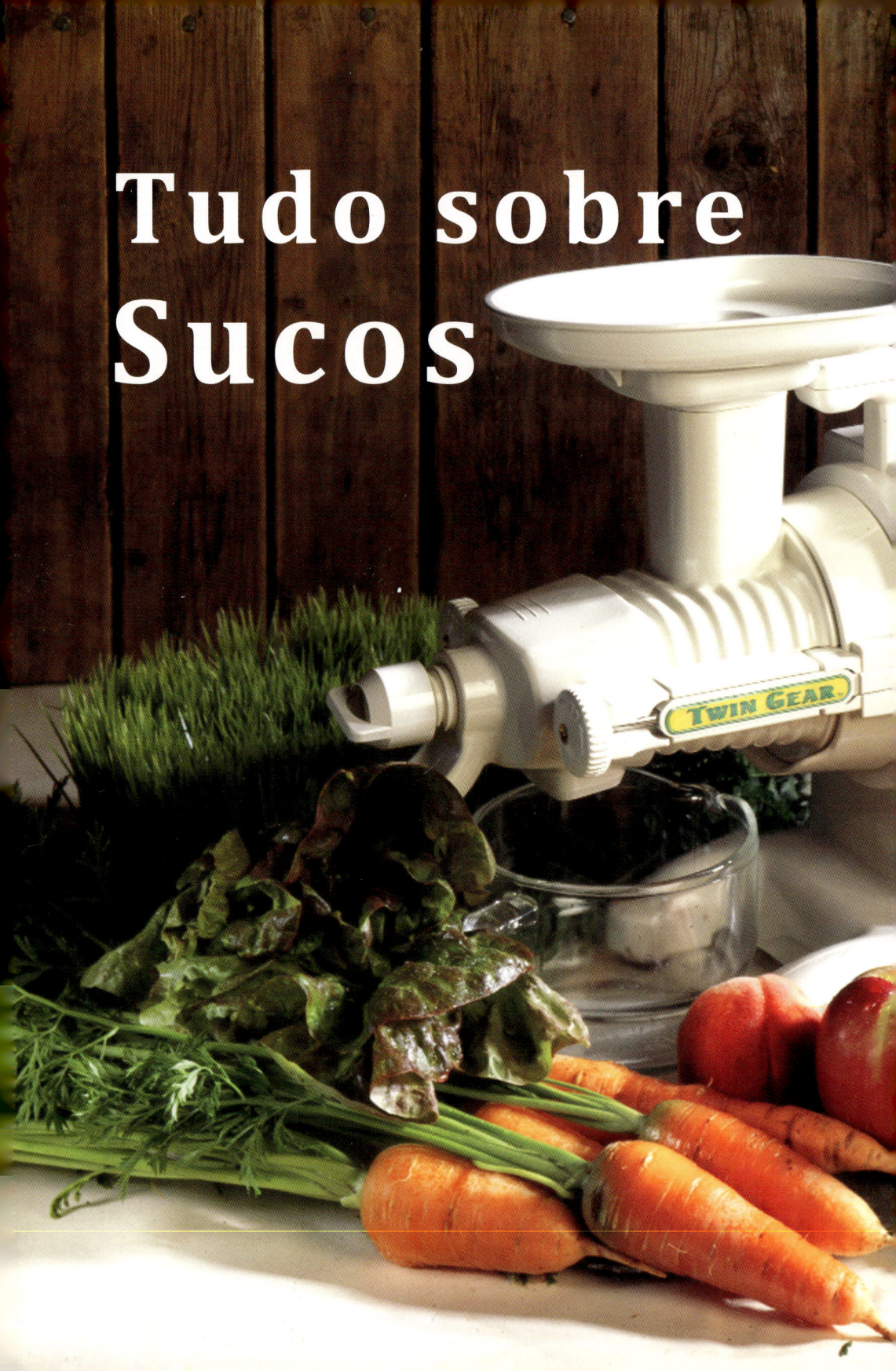

Tudo sobre Sucos

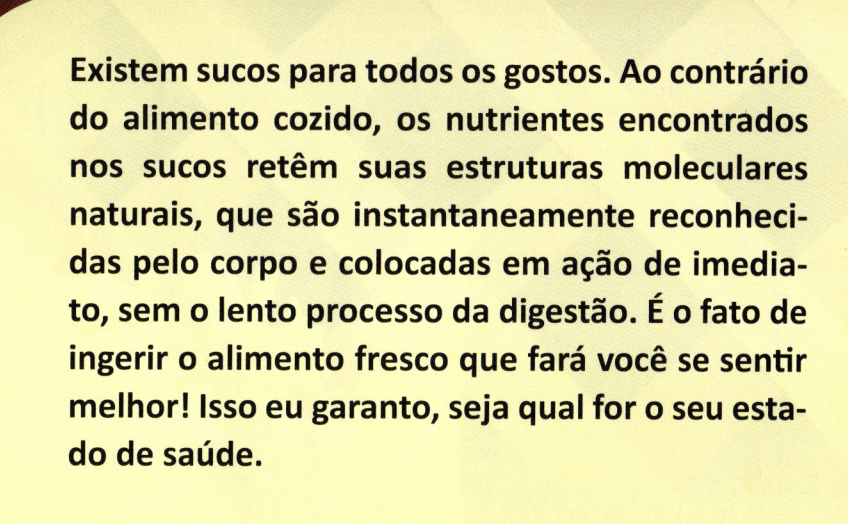

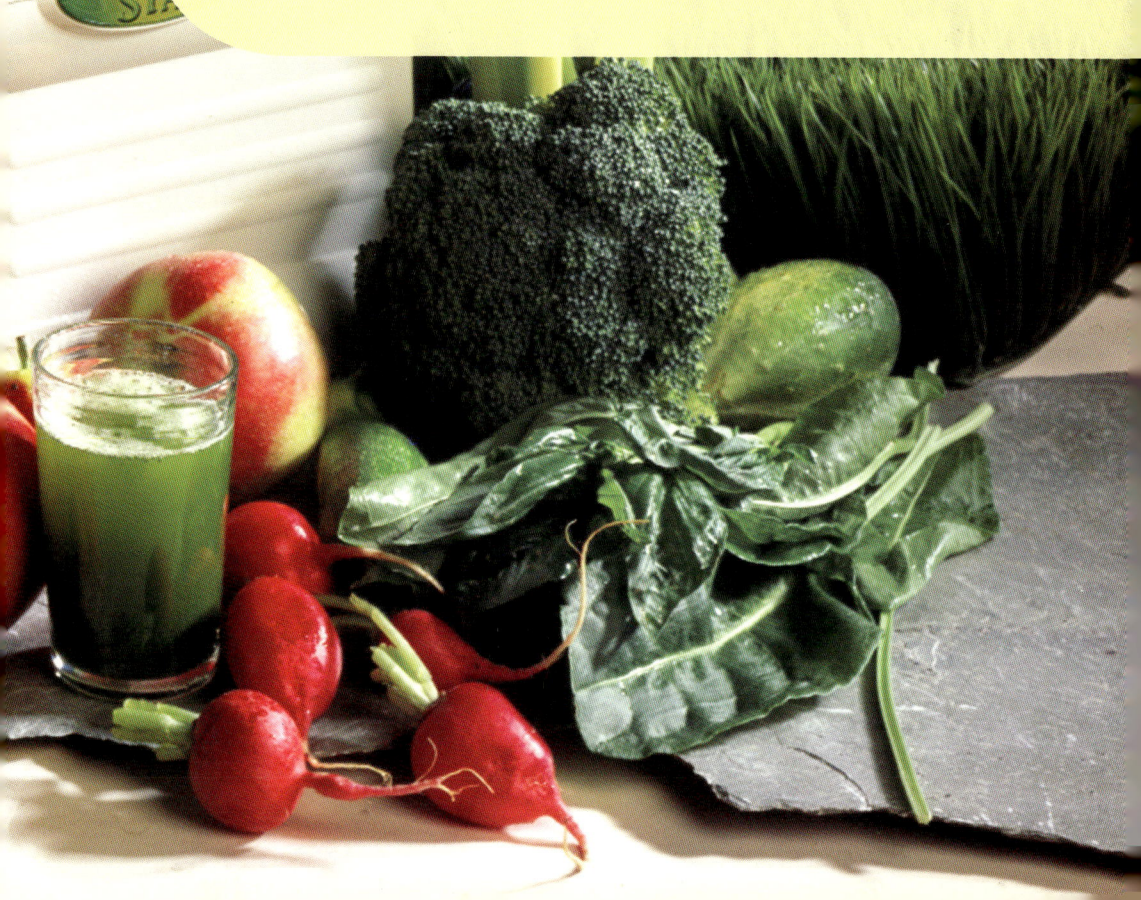

Existem sucos para todos os gostos. Ao contrário do alimento cozido, os nutrientes encontrados nos sucos retêm suas estruturas moleculares naturais, que são instantaneamente reconhecidas pelo corpo e colocadas em ação de imediato, sem o lento processo da digestão. É o fato de ingerir o alimento fresco que fará você se sentir melhor! Isso eu garanto, seja qual for o seu estado de saúde.

– Siegfried Gursche

Toda manhã, tomo um grande copo de suco recém-extraído antes do café da manhã. No entanto, quando viajo, isso nem sempre é possível. Se eu sinto a diferença? Pode apostar que sim! Começar o dia com um alimento repleto de vitaminas, minerais e enzimas, especialmente numa forma concentrada como o suco recém-extraído, é como se conectar a uma usina de energia elétrica. Isso não só me desperta como me mantém ativo durante todo o dia.

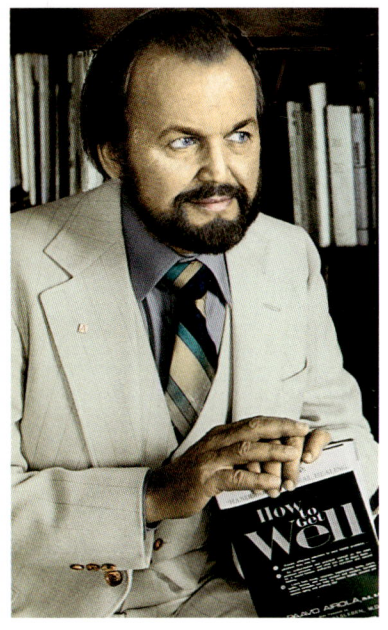

Paavo Airola (1978-1983)

Em toda a história da humanidade, as frutas e verduras foram reconhecidas como uma fonte natural de nutrientes importantes, essenciais para a saúde e o bem-estar. No início da criação, Deus disse: "Eis que vos tenho dado toda a erva que dê semente, que está sobre a face de toda a terra; e toda a árvore, em que há fruto que dê semente, servos-á para mantimento" (Gênesis 1:29). Nada além de frutas e verduras era considerado necessário no jardim do Éden. Todavia, boa parte das substâncias nutritivas desses alimentos está concentrada em seus sucos naturais não diluídos. Em outras palavras, esses sucos estão "presos", por assim dizer, nas fibras de celulose da planta. Para extrair os nutrientes, o corpo deve quebrar as células fibrosas. Esse é um grande trabalho para alguns sistemas digestivos, particularmente para os idosos, cujos problemas podem ser agravados ainda mais por dentes ou dentaduras debilitados, que dificultam a mastigação adequada dos alimentos fibrosos. O alimento sólido exige muitas horas de atividade digestiva até que seus nutrientes estejam finalmente à disposição das células e dos tecidos do corpo. Os sucos, por outro lado, são digeridos e assimilados rapidamente, às vezes em uma questão de minutos.

As promessas dos sucos para uma saúde melhor

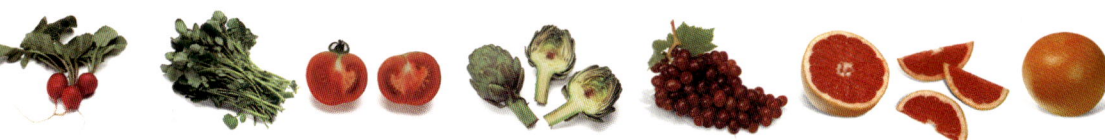

Tendo em vista uma saúde melhor por meio de uma digestão e assimilação mais facilitadas, especialistas nutricionais, como Norman Walker, Walther Schoenenberger e Paavo Airola, recomendam separar os sucos dos materiais fibrosos antes de consumi-los. Assim, boa parte do benefício nutricional de várias frutas e verduras pode ser obtida simplesmente ao se beber um copo de suco. Podemos, claro, beber muito mais suco do que somos capazes de comer verduras inteiras de maneira confortável. Cerca de 2 quilogramas de frutas ou hortaliças inteiras dão de 0,5 a 1 litro de suco. Naturalmente, o suco tem

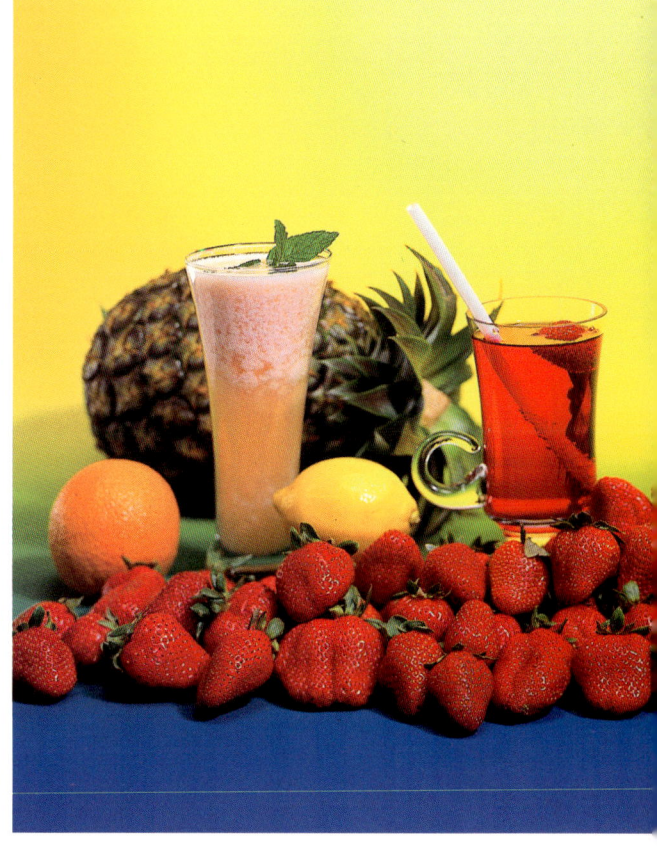

uma concentração mais alta de minerais, vitaminas, oligoelementos, enzimas e materiais importantes para o desenvolvimento de células fortes e saudáveis. O tratamento com sucos – isto é, beber sucos recém-extraídos todos os dias – irá revitalizar o corpo em tempo recorde. Aqueles com pouco apetite podem beber seus nutrientes sem ter de forçar alimento em um estômago indisposto.

As pessoas que sofrem de úlceras estomacais ou intestinais muitas vezes não conseguem ingerir hortaliças cruas, mas podem facilmente beber um suco de cenoura, que é calmante

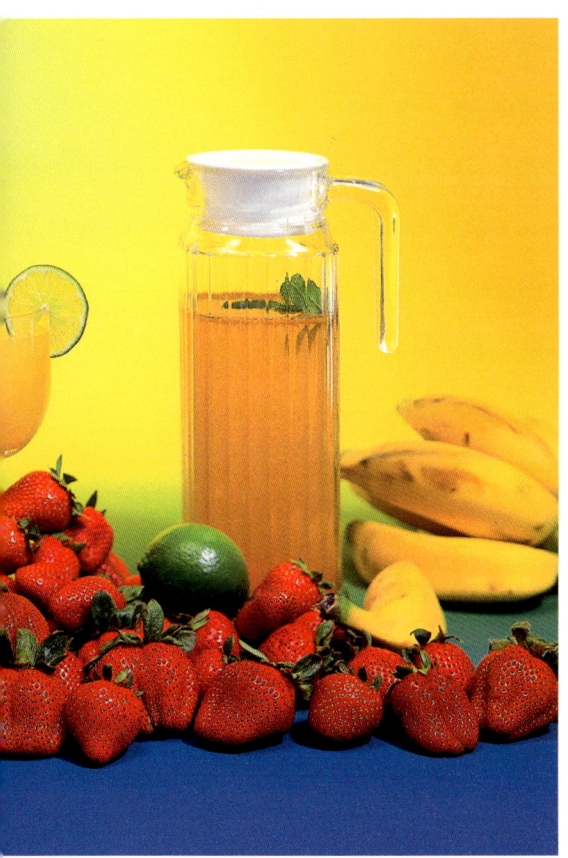

e terapêutico. O suco de batata faz maravilhas num estômago enfermo. O suco é alcalino e fornece enzimas para ajudar na digestão. No entanto, não se engane: os sucos puros não são apenas para os doentes e enfermos.

Eles servem para todas as pessoas. Na verdade, do ponto de vista nutricional, a terapia com sucos é a coisa mais saudável que você pode oferecer ao seu corpo. Além da água do suco, que é pura e não adulterada, você recebe vitaminas e minerais, enzimas e oligoelementos, todos na sua forma mais natural e concentrada. E, ao contrário dos alimentos cozidos, os nutrientes encontrados nos sucos retêm suas estruturas moleculares naturais, que são instantaneamente reconhecidas pelo corpo e colocadas em ação de imediato, sem o lento processo da digestão. É o fato de ingerir o alimento fresco que fará você se sentir melhor! Isso eu garanto, seja qual for o seu estado de saúde.

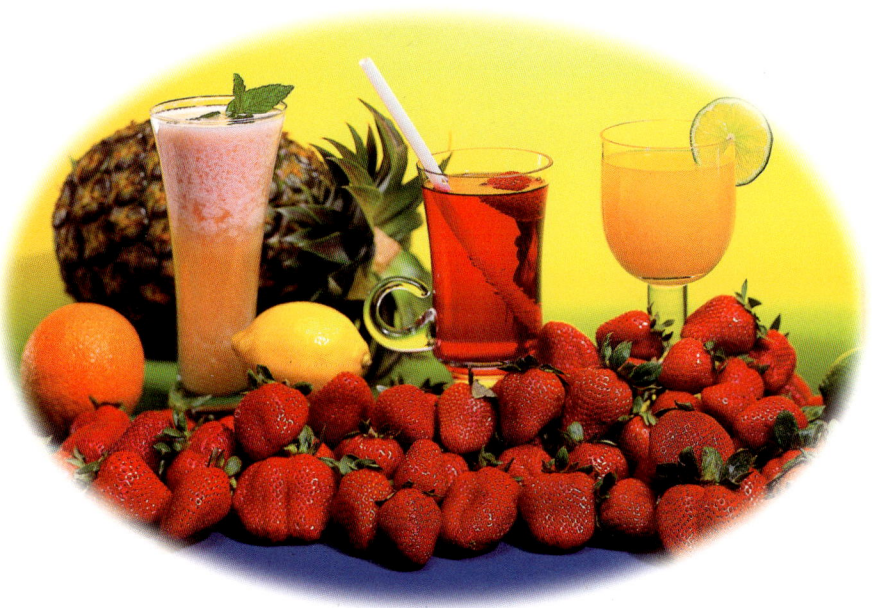

Comece cedo

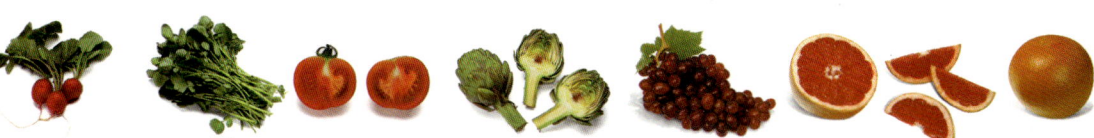

O suco de cenoura puro é excelente para os bebês. Ele pode ser misturado com leite e dado ao bebê assim que ele passa a precisar de mais do que apenas o leite materno. Não diluído, o suco de cenoura pode ser dado aos bebês depois de serem desmamados; ele oferece a pró-vitamina betacaroteno, além de minerais, e contribui para o sangue rico e uma pele corada. Isso sem cólicas, crosta láctea ou erupções na pele, reações muito comuns em bebês alimentados com leite em pó. O suco de cenoura continua sendo inestimável para crianças em desenvolvimento, que são mais suscetíveis a beber sucos naturalmente adocicados do que a comer verduras. Nos adolescentes, ele ajuda no desenvolvimento de glândulas e previne a acne, quando não, ajuda a acabar com ela.

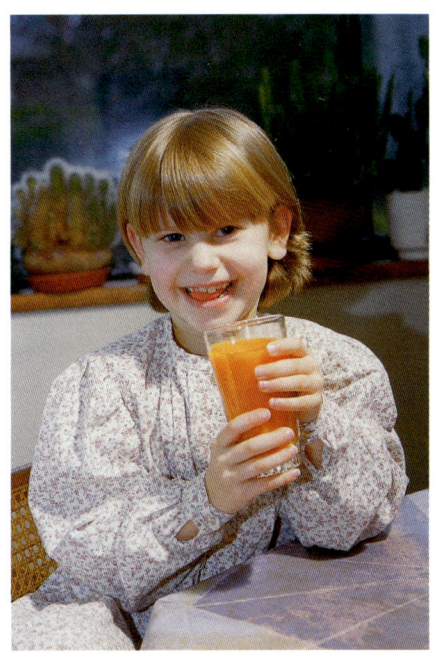

Acima de tudo, beber sucos de frutas e verduras puros assegura que o corpo receba sua cota de materiais para o desenvolvimento de seus trilhões de células. Por si só, a dose diária de enzimas, que não estão presentes em hambúrgueres ou outros alimentos cozidos (já que as enzimas não sobrevivem ao aquecimento acima de 48º C), vai fazer diferença na maneira como você se sente. Pense nas enzimas como catalisadores, ou velas de ignição, para o bom funcionamento do metabolismo.

Sem enzimas, não há digestão. É fato que o corpo produz a maior parte das enzimas sozinho, mas, com o avançar da idade, nossos corpos produzem cada vez menos enzimas digestivas. À medida que perdemos velocidade, nossa digestão também desacelera. A falta de enzimas causa uma digestão precária, o que por sua vez dificulta para o corpo a absorção dos nutrientes da alimentação. Em longo prazo, o sistema imunológico se enfraquece e nos tornamos mais suscetíveis às enfermidades e doenças. Por isso, é importante que forneçamos aos nossos corpos enzimas extras que venham dos sucos. É como fazer depósitos numa conta bancária de saúde: se você continuar sacando, isto é, usando as enzimas armazenadas no corpo, sem depositar novas enzimas de fontes alimentares, mais dia ou menos dia, vai estar no vermelho. Vemos isso demonstrado de maneira muito vívida, no caso do pâncreas quando esse é sobrecarregado de carboidratos refinados. Ele finalmente se cansa e para de produzir insulina. Como resultado, o diabetes se instaura. Muitíssimas pessoas de meia-idade (1% da população) contraem essa doença todo ano em virtude da ingestão excessiva de carboidratos e açúcares refinados e farinha de trigo presentes em alimentos cozidos, massas e alimentos processados.

Ganhe energia

Devo admitir que eu nem sempre segui o regime de sucos recém-extraídos diariamente. Eu acreditava que ser vegetariano e comer saladas frescas e alimentos não cozidos diariamente, além de normalmente aderir a uma saudável dieta de alimentos integrais (com a ingestão ocasional de um copo de suco gelado), me manteria saudável.

Os sucos frescos são muito mais gostosos do que os em garrafa. E não apenas seu gosto é superior; eles também são superiores do ponto de vista nutricional. O verdadeiro problema dos sucos comerciais é que todos eles passaram por um processo de aquecimento que destrói todas as importantíssimas enzimas.

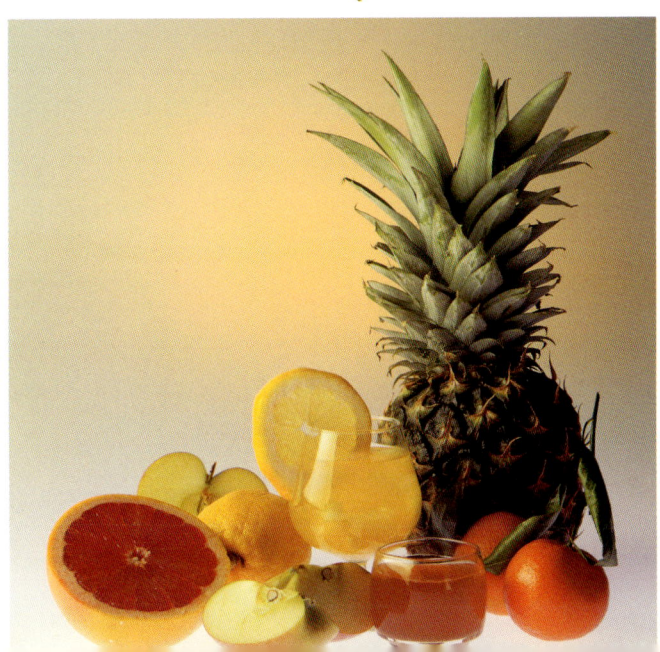

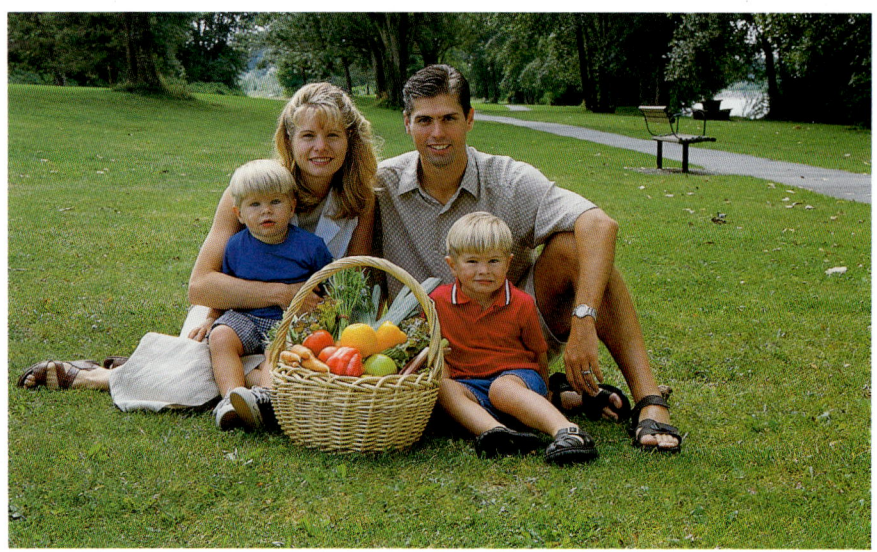

Vegetais orgânicos da sua própria horta ou de um fornecedor de produtos orgânicos resultam em sucos maravilhosamente nutritivos.

E, de fato, em toda minha vida, fiquei doente raríssimas vezes; posso até contar nos dedos o número de vezes em que fiquei em casa por causa de uma gripe ou de um resfriado. Mas, com o passar dos anos, depois de me aposentar, passei a sentir uma falta de energia que começou a me incomodar profundamente. Eu vivia com preguiça. Primeiro, pensei que precisava tirar umas longas férias para me revitalizar. Comecei a jardinar como hobby e aluguei dois grandes terrenos de jardinagem. Passei a me exercitar enquanto cavava, revolvia a terra e capinava. Era ótimo passar mais tempo fora de casa. Mesmo assim, algo estava faltando. Então, minha esposa, Christel, e eu compramos um novo *juicer*, que conseguia fazer grandes quantidades de suco continuamente. Criamos o hábito de beber regularmente um grande copo de suco recém-extraído toda manhã e, muitas vezes, no almoço também. Nosso jardim oferecia vegetais orgânicos de sobra: cenouras, beterrabas, alface, rabanetes, pepinos, tomates, batatas, agrião, alho e cebolas, além de diversas variedades de couve.

As mudanças que notamos foram fantásticas! Agora temos energia e saúde e passamos o dia inteiro bem-dispostos. As nossas visitas não têm muita escolha quando lhes oferecemos um copo de suco. Elas também adoram.

É fácil expor meu entusiasmo pelas maravilhas do suco aos meus amigos, parentes e colegas. Poucos, porém, aderem a esse hábito. Parece que as pessoas só mudam seus estilos de vida com a chegada de doenças ou desastres, quando algo dá errado, quando os médicos diagnosticam câncer, diabetes ou doenças cardíacas. Por que as pessoas acham que fazer um suco demora tanto? Na realidade, leva menos tempo do que preparar o café da manhã. E se você normalmente come fora, pode ter certeza que passa muito mais tempo andando de um lado para o outro para ser servido do que passaria preparando um suco recém-extraído em casa. Acredito que tudo se resume

> *Os sucos dão um extraordinário apoio ao processo metabólico, ajudando a eliminar toxinas do corpo e a aumentar a circulação, fortalecendo assim o sistema imunológico de maneira descomunal. Os sucos frescos contêm carboidratos, ácidos de fruta, pectinas, fitormônios, enzimas, vitaminas e minerais de sobra, além de muitos oligoelementos vitais, todos de fácil digestão – uma verdadeira fonte da juventude.*

a como nos planejamos e organizamos nosso tempo. Quando estamos doentes na cama ou no hospital, passamos muito mais tempos *recuperando* a saúde do que teríamos passado *mantendo-a*. É como dizem: na primeira parte da nossa vida, gastamos nosso tempo e nossa saúde para ganhar dinheiro, ao passo que na segunda parte de nossas vidas gastamos nosso tempo e nosso dinheiro para ganhar saúde.

Sucos recém-espremidos são alcalinos. Eles purificam o corpo de toxinas ao ativarem a limpeza de todas as estruturas celulares, neutralizando os ácidos excessivos e criando um equilíbrio acidobásico. O processo metabólico produz ácidos constantemente, em especial com uma dieta carnívora. A falta de um contrapeso alcalino inevitavelmente leva a um organismo excessivamente acidífero, o que torna o corpo suscetível a todos os tipos de doença. Um organismo acidífero atrai gripes e resfriados, artrite reumatoide e até câncer.

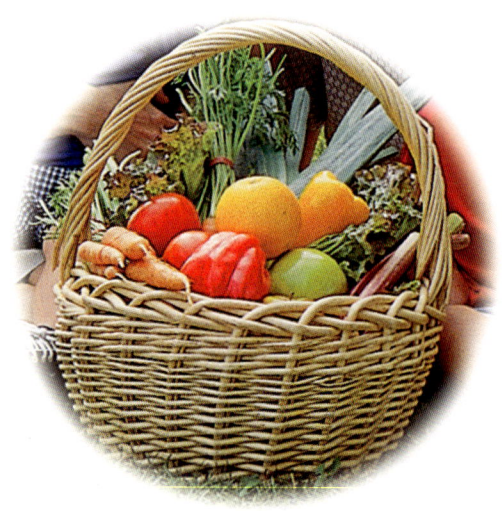

As promessas dos sucos para uma vida longa

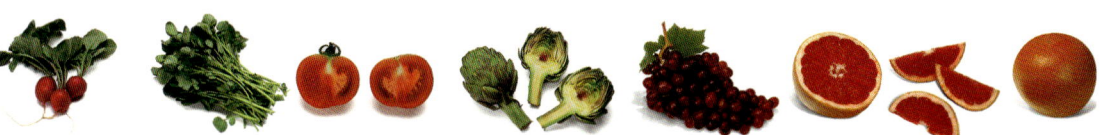

Cuidar do corpo deve ser a nossa maior prioridade se desejamos uma vida longa e saudável. Estou incentivando você a criar o hábito de beber sucos diariamente porque os benefícios que acompanham esse hábito são tantos que você nunca vai querer abandoná-lo.

Faríamos bem se seguíssemos o exemplo de Norman Walker (1875-1985), o homem responsável pela popularização dos sucos nos Estados Unidos e no Canadá. Esse executivo nascido na Inglaterra, que viveu até os 109 anos de idade, descobriu a eficácia dos sucos de hortaliças enquanto se recuperava de um colapso na casa de uma família camponesa no interior da França. Observando a mulher na cozinha descascar cenouras, ele notou a umidade sob a casca. Ele decidiu tentar moê-la e tomou seu primeiro suco de cenoura!

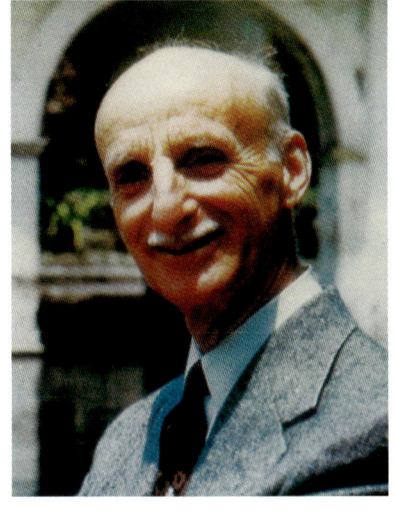

O defensor dos sucos Norman Walker viveu até os 109 anos de idade. Em sua opinião, beber sucos recém-espremidos era a chave para um cólon saudável e, consequentemente, para uma boa saúde.

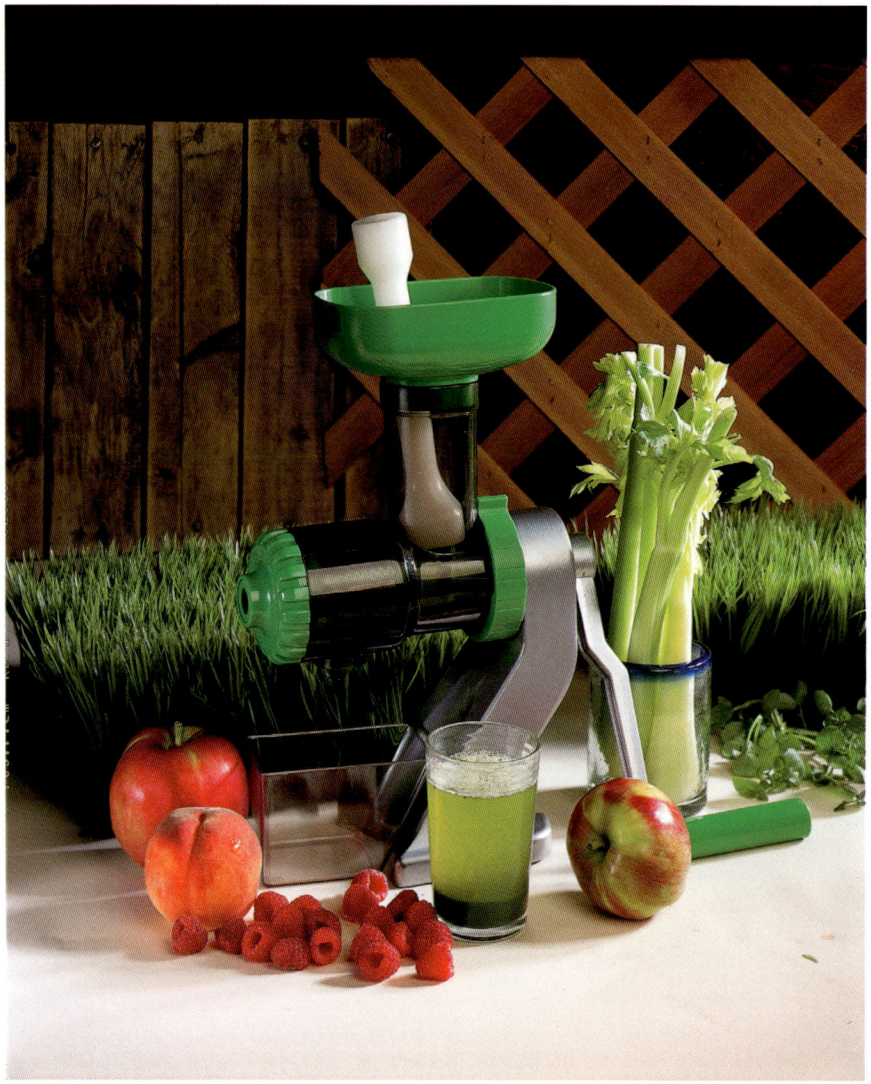
Versão moderna do *single auger juicer* manual

Depois de se recuperar, Walker se mudou para Long Beach, na Califórnia. Sócio de um médico, abriu uma casa de sucos que oferecia entrega em domicílio. De 1910 a 1930, eles criaram dezenas de receitas de sucos para diversas doenças específicas. Essas receitas estão agora em domínio público e se refletem em algumas páginas na deste livro.

Walker criou seu próprio *juicer* em duas partes: um triturador para moer a fruta ou verdura e uma prensa para extrair o suco. Era uma máquina projetada para atividades comerciais, capaz de extrair grandes quantidades de suco. Todavia, quando o Departamento de Saúde de São Francisco, nos Estados Unidos, proibiu a venda de sucos de hortaliças não pasteurizados, Walker simplificou o *juicer* e o colocou à venda para o público, que assim pôde espremer seu próprio suco no conforto do lar. Esse *juicer* ainda é vendido hoje em dia, mas por ser extremamente caro, raramente é usado para fins domésticos.

Como comprar um bom juicer

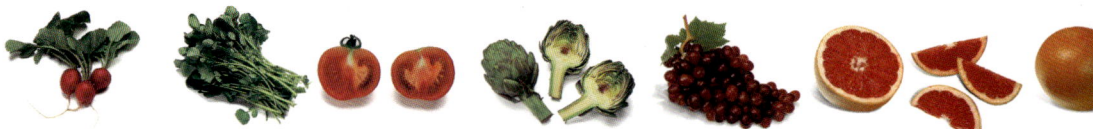

Assim que nos casamos, Christel e eu investimos numa pequena centrífuga *juicer* que usávamos vez por outra. Por exemplo, fazíamos suco de maçã quando era época. Então, quando a família cresceu, começamos a fazer sucos de cenoura para as crianças. Elas adoravam suco, especialmente no café da manhã. Lembro-me que nossos amigos e vizinhos viviam comentando sobre como nossos filhos tinham uma pele muito saudável. Era o efeito do betacaroteno.

Desde a publicação do meu livro sobre sucos de ervas, em 1993, recebi muitos telefonemas e cartas de leitores perguntando sobre a melhor máquina para fazer os sucos de ervas descritos no livro. Por esse motivo, acrescentei um longo capítulo sobre *juicers* na segunda edição daquele livro. Aqui, descrevo apenas os modelos básicos e suas funções. Se você ainda não tem um extrator de sucos, recomendo que gaste alguns minutos estudando os diversos modelos, a fim de determinar qual se adequaria melhor ao seu estilo de vida e ao seu orçamento.

Juicer de imprensa

A minha primeira máquina de fazer sucos era um pequeno *juicer* de imprensa de manivela importado da Polônia. Parecia uma máquina de moer carne antiga, com um bico fino e longo e um parafuso ajustável para aumentar a resistência e a pressão. Faz um excelente trabalho para extrair suco de quase qualquer coisa: frutas tenras e firmes, bagas, verduras e raízes. Uma grande desvantagem é a demora e o cansaço provocado por extrair grandes quantidades de suco de frutas ou verduras. A maior parte das pessoas compra esse *juicer* para fazer pequenas quantidades de sucos de ervas e de grama de trigo.

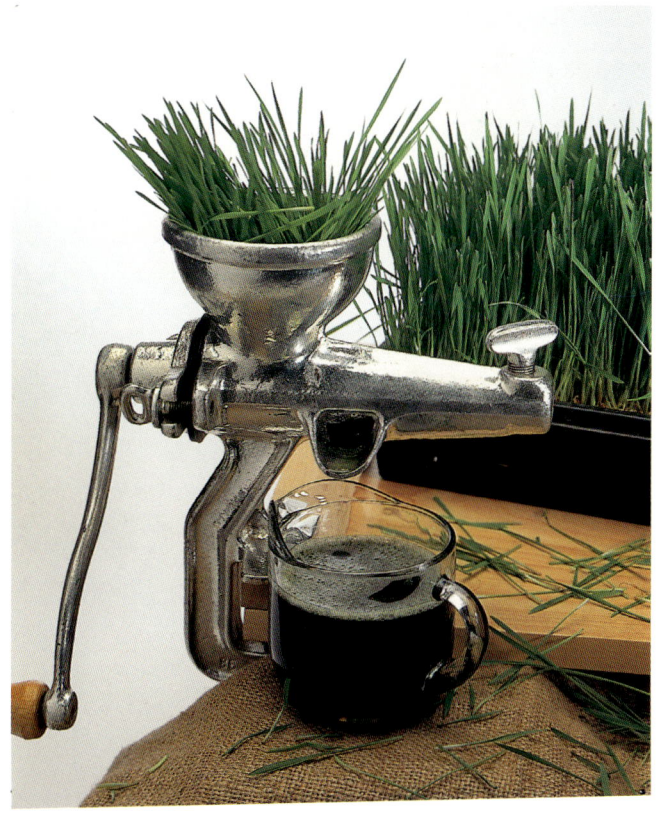

Centrífuga juicer elétrica

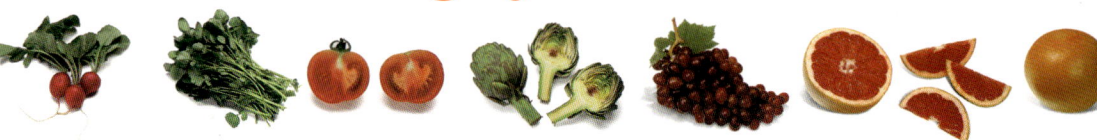

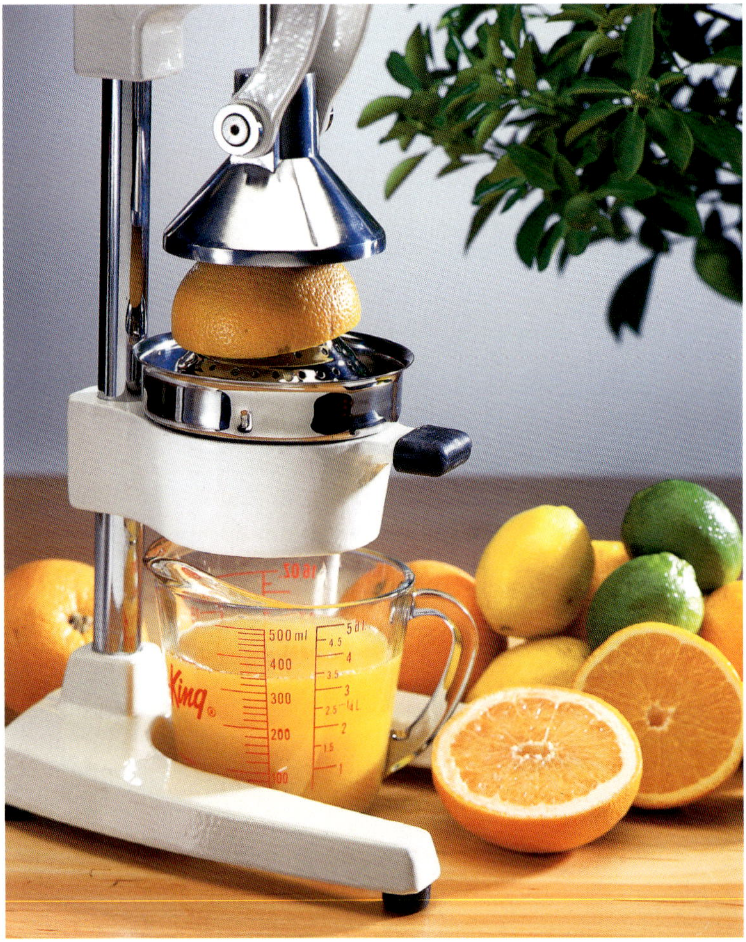

Esses *juicers* são vendidos em qualquer lugar hoje em dia, em diferentes modelos, com e sem ejetor de polpa (ou coletor de bagaço). Como já mencionei, assim que nos casamos, Christel e eu compramos uma simples centrífuga *juicer* sem ejetor de polpa. Esses *juicers* são relativamente baratos e costumam ser por escolha daqueles que nunca usaram um *juicer* antes. Nós tivemos nosso pequeno *juicer* baratinho por muitos anos, mas não o usávamos regularmente, já que ele não produzia suco o bastante para a família toda de uma só vez. A polpa precisava ser removida várias vezes durante o processo. Se soubéssemos da real magnitude dos benefícios do suco fresco, e da facilidade e da rapidez de fazer muito suco com um modelo com ejetor de polpa, teríamos comprado um desses de início. Nosso velho *juicer* acabou sendo vendido num bazar e investimos num bom extrator de suco com ejetor de polpa. Não bastasse ser divertido usar o novo *juicer* (até mesmo as crianças adoravam fazer suco), ele era fácil de operar e rápido de limpar. Fazíamos sucos deliciosos de maçãs, peras e outras frutas, além de coquetéis de legumes usando cenouras, beterrabas, aipo, tomates, batatas, rabanetes e muitas combinações diferentes, que você vai encontrar na seção de receitas.

O *juicer* com ejetor de polpa é o mais popular vendido atualmente. Ele é vendido em diferentes modelos e em várias faixas de preço. Mas permita que eu o avise de uma coisa: é pouco prudente considerar a compra de uma centrífuga *juicer* com ejetor de polpa por um preço econômico demais. Os modelos mais

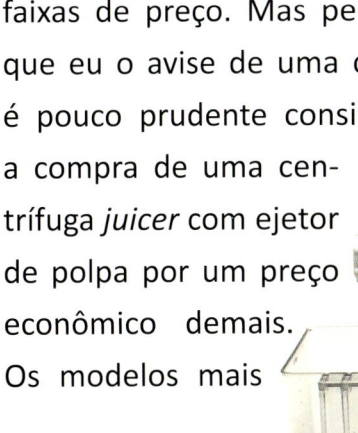

vagabundos têm um motor fraco e pequeno demais que não é feito para se fazer sucos diariamente ou se extrair grandes quantidades de suco de uma só vez. A queixa mais comum é que o motor fraco se cansa e queima muito rapidamente, em geral pouco depois de a garantia de seis meses expirar.

Por outro lado, você não precisa necessariamente comprar o modelo mais caro. Por uma quantia razoável, é possível adquirir um extrator de suco com ejetor de polpa de qualidade confiável, com um motor forte e pelo menos três anos de garantia. Também é importante que a lâmina de corte seja feita de aço cirúrgico e que o filtro ou peneira não seja de alumínio, como nos modelos mais baratos. Já vi peneiras de alumínio de *juicers* em que o ácido da fruta corroeu grandes buracos ao longo do tempo. E, claro, o alumínio vai parar no suco que você bebe, e sabemos atualmente a relação que existe entre a sobrecarga de alumínio e o Alzheimer. Portanto, esteja ciente e busque qualidade em vez de preço. O *juicer* da Health-Line é um modelo de que eu realmente gosto; cabe no orçamento, é confiável, pode suportar longos períodos de produção de suco e é uma máquina de qualidade impecável. Lojas de nutrição, saúde e *fitness* costumam ter marcas de qualidade e oferecem serviços excelentes.

Juicers por trituração

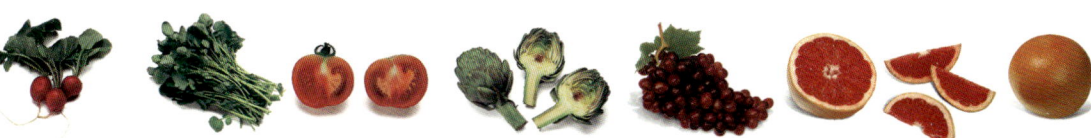

Esses *juicers* estão numa categoria própria, não apenas em termos de preço, mas também pela maneira como funcionam. O mais sofisticado é o famoso *juicer GreenStar* de motor duplo, que dá ótimos resultados. A segunda melhor opção são os *single auger juicer*, como o *SoloStar*, seguido de perto pelo *Champion*.

O *Champion* foi introduzido no mercado no final dos anos 1950. Tem um cortador giratório numa hélice feita de aço inoxidável. Ele primeiro rala, depois tritura a polpa para decom-

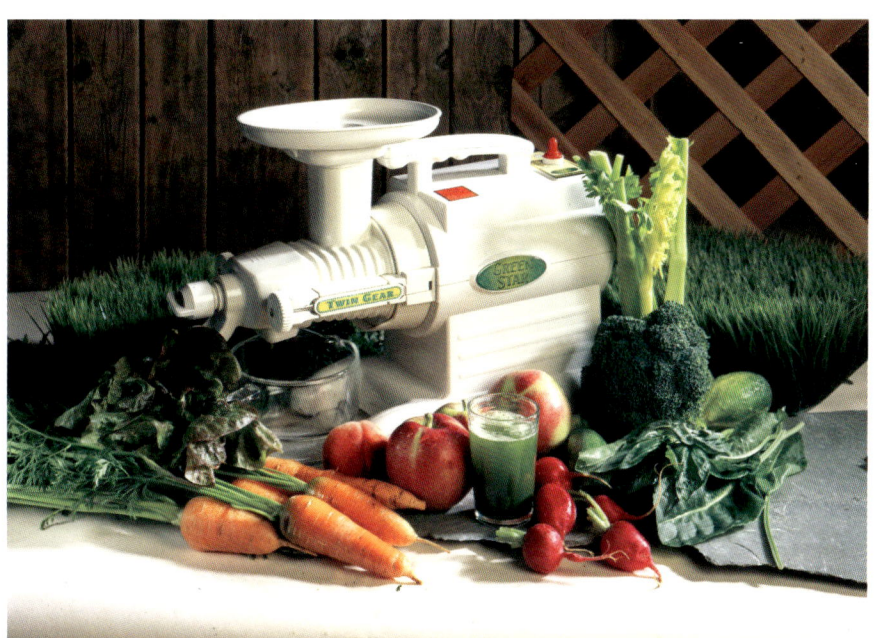

por ainda mais a estrutura da parede celular e, mecanicamente, espreme a polpa por um tubo que vai se estreitando até extrair o suco. A polpa é ejetada automaticamente.

É possível fazer sucos de praticamente qualquer vegetal usando-se o *Champion*, exceto grama de trigo, que não produz nenhum suco, e frutos de baga, que geram um suco polposo que mais parece com molho de frutas. Desde que entrou no mercado, o *Champion* não passou por mudanças ou melhorias significativas. Os *single auger uicers* modernos, como o *SoloStar II*, são muito mais versáteis, capazes de lidar com grama de trigo, frutas tenras e firmes, além de talos de aipo e cenouras de maneira satisfatória.

O GreenStar Extractor, que é uma versão melhorada e mais barata do sofisticado *juicer* coreano GreenPower, representa o maior avanço na tecnologia de produção de sucos nos últimos tempos. O que diferencia o GreenStar dos outros é que ele é capaz de produzir sucos de praticamente qualquer coisa: frutas e verduras firmes, frutos tenros como abacaxi e bagas, talos de aipo, toda espécie de ervas sem exceção, brotos e até mesmo grama de trigo. De maneira lenta e cautelosa, ele espreme frutas, legumes e folhas verdes usando um sistema sem par de extração por trituração com dois motores – que simultaneamente mói, comprime e impele por completo, e opera numa velocidade lentíssima de apenas 90 rpm.

Outra característica excelente e revolucionária encontrada apenas no GreenStar e, claro, em seu precursor, o *juicer* GreenPower, são os cilindros magnéticos, que, enquanto espremem o suco, o magnetizam, retardando, assim, o início da oxidação. Essa característica por si só, que nenhum outro *juicer* oferece, sem dúvida justifica seu preço elevado para o entusiasta de sucos mais sofisticado. O GreenStar representa a tecnologia de ponta em matéria de *juicer*, já tendo ganhado diversos prêmios e medalhas em feiras internacionais.

Usos terapêuticos do suco vegetal

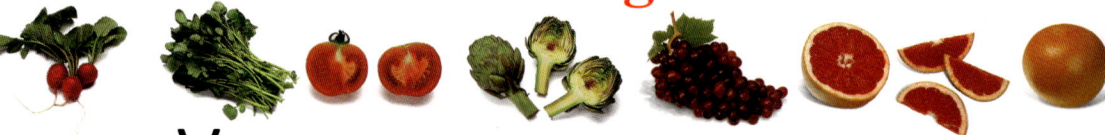

Você não precisar estar doente para desfrutar dos benefícios dos sucos. Pense neles como seu próprio plano de seguro-saúde. Muitas pessoas tomam suplementos vitamínicos e minerais ou estão em algum tipo de programa que talvez inclua uma das muitas misturas desidratadas para sucos. Esses suplementos foram pesquisados pelo doutor Yoshihide Hagiwara e recentemente se tornaram muito populares em virtude da propaganda feita por Sam Gracie, Harvey Diamond e muitas organizações comerciais que atuam em diversas áreas. Incorporar esses suplementos alimentares à rotina diária é, sem dúvida, uma excelente ideia; como já disse, é o mesmo que investir numa boa apólice de seguro-saúde. No entanto, existe uma apólice melhor: beber sucos frescos, que são uma fonte muito superior de vitaminas, minerais e enzimas do que os sucos manufaturados em laboratório. Não estou dizendo que, se você está tomando algum desses suplementos verdes, deva descontinuar o hábito. Pelo contrário, quando somados aos sucos recém-extraídos, você ganha um tanglomanglo de nutrientes, incluindo enzimas e o *elemento vida*.

O fato é que nenhum dos suplementos fornece o elemento vida que está presente nos sucos puros recém-extraídos.

Além disso, é importante ter em mente que todos os nutrientes exercem uma influência mútua, trabalhando de maneira sinérgica, isto é, eles ajudam uns aos outros a criar reações dentro do corpo, assim como o mecanismo do relógio, em que cada pequena engrenagem depende da outra. Apenas os sucos frescos proveem essas condições ideais.

O que é o "elemento vida", afinal de contas?

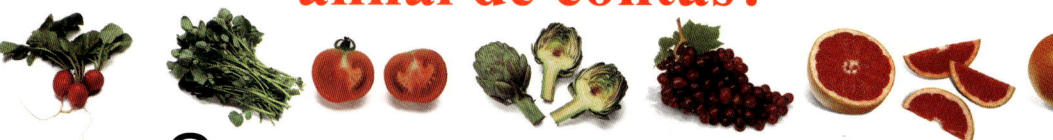

O elemento vida não é uma substância e a ciência ainda não foi capaz de isolá-lo ou preservá-lo. Os doutores Werner Kollath (1892-1970), médico, higienista e cientista nutricional alemão, Herbert Shelton (1895-1985) e Norman Walker (1976-1985) foram os primeiros no continente americano a desenvolver avanços significativos na compreensão das diferenças entre comida viva e comida morta. A recomendação nutricional de Kollath era simples e direta: manter a comida o mais natural possível. Ele provou cientificamente que uma pessoa pode comer o bastante para parecer saudável e, ainda assim, sofrer de desnutrição. Para descrever a comida de qualidade ideal, Kollath introduziu o conceito de "valor pleno", que significa que os nutrientes normalmente contidos num alimento específico são totalmente preservados na sua forma natural, isto é, crua, não cozida. O elemento vida é contido em grãos, o motivo por que ele brota nas condi-

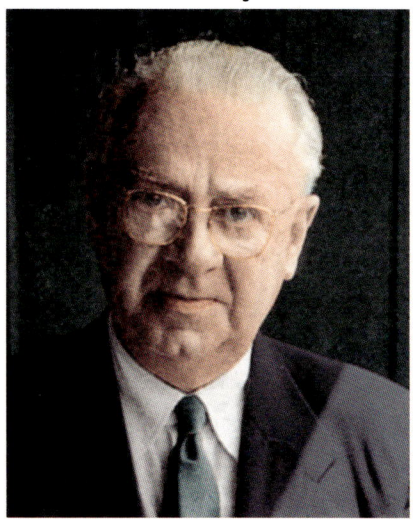

Dr. Werner Kollath (1892-1970)

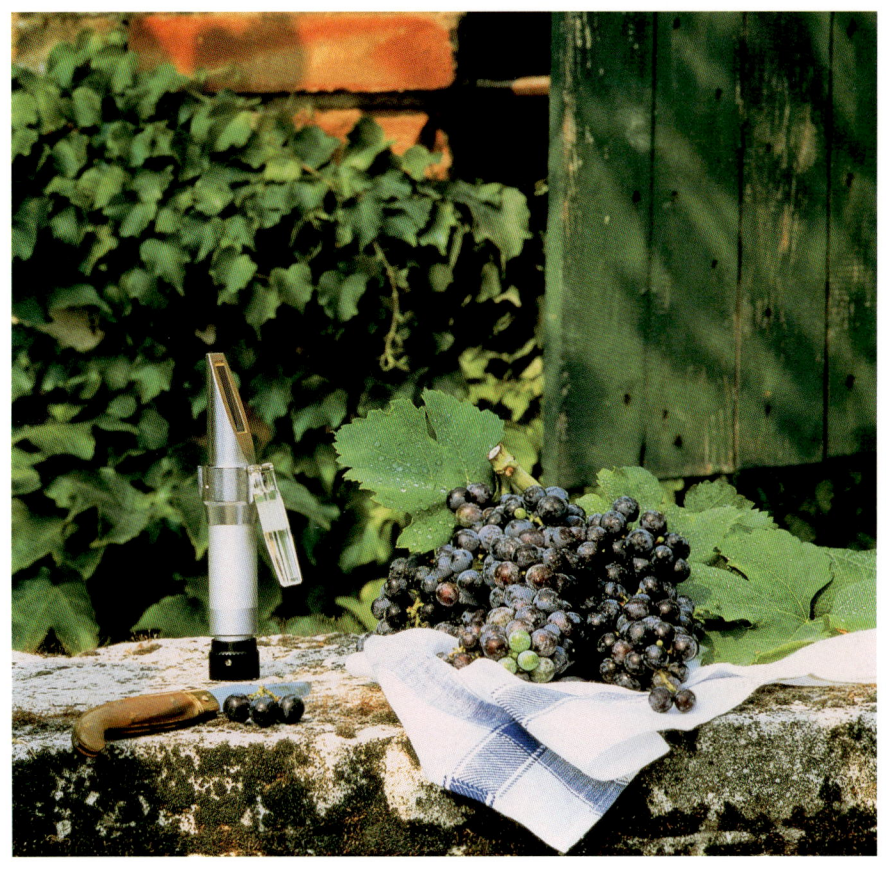

um refratômetro mede o açúcar contido em uvas, vinhos e sucos.

ções ideais. Qualquer alimento que sofra irradiação não brotará mais, uma vez que as enzimas foram mortas e o elemento vida, destruído. O alimento está morto e começara a se decompor assim que exposto ao oxigênio. Não se deixe enganar por toda a publicidade estimulada por interesses comerciais que quer fazer crer que a irradiação preserva o alimento. Ela o preserva sim, mas apenas como um elemento morto, inerte. O forno de micro-ondas também produz o mesmo efeito letal.

Quanto o alimento é cozido, ele não apenas perde a ação das enzimas, que são destruídas pelo calor, como também perde seu valor nutricional. A proteína (em especial a proteína do leite), por exemplo, é alterada; depois do cozimento, ela se torna muito mais difícil de digerir. Durante o cozimento, todos os minerais passam por uma mudança na estrutura molecular e muitas vitaminas se perdem. É claro que você ainda terá alguns benefícios de alimentos cozidos desde que ainda estejam presentes enzimas para disponibilizar os nutrientes para o seu corpo. No entanto, os idosos sofrem de falta de enzimas digestivas, resultando numa taxa metabólica mais lenta, o que, por sua vez, acelera o processo de envelhecimento.

Se considerarmos a dieta de uma pessoa comum, que consiste basicamente em alimentos cozidos, processados e refinados, incluindo conservantes, aditivos químicos e gordura *trans*, não é de modo algum surpreendente o aumento constante em doenças cardíacas, arteriosclerose, pressão alta, câncer e decomposição do sistema imunológico, tendo-se em vista todas as consequências negativas dessa dieta.

Escolha o alimento vivo completo

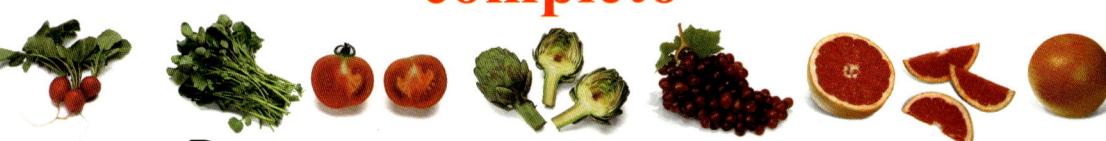

Para mim, é difícil partilhar do pensamento e da filosofia da ciência moderna, tanto no campo farmacêutico como no nutricional. Esses pesquisadores e cientistas estão, na verdade, fazendo algo que, da perspectiva dos alimentos vivos e integrais, soa muito estúpido. Eles estão constantemente isolando nutrientes em busca de ingredientes ativos e, tendo-os isolado, voltam a encadeá-los, comercializando-os como comidas nutracêuticas, ou alimentos "planejados" (*designer foods*). É como dissecar um cachorro vivo, estudar suas diferentes partes, selecionar as superiores, reuni-las de novo e esperar honestamente que essas partes isoladas criem um "supercachorro". É uma pena para os meus caros cientistas, mas o cachorro está morto, e em breve irá se decompor.

A vida e a saúde só podem ser mantidas com alimentos vivos e completos. Quando o elemento vida está ausente no nosso alimento, não há dúvidas de que também iremos degenerar.

O combate ao câncer

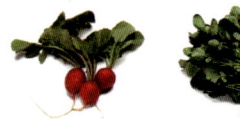

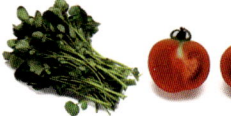

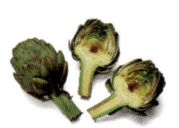

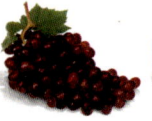

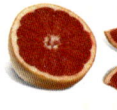

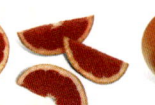

Há evidências científicas das propriedades de combate ao câncer nos sucos frescos. Quase tudo que sabemos sobre os benefícios à saúde de beber sucos recém-espremidos tem origem em evidências empíricas. Isso significa que aprendemos as lições por meio da observação e da experiência, ao contrário das descobertas por estudos clínicos, que requerem um mínimo de 36 pessoas num estudo duplo-cego (em que 18 participantes recebem o medicamento real enquanto os outros recebem um placebo). Esses estudos costumam exigir a participação de três médicos. É por isso que estudos clínicos

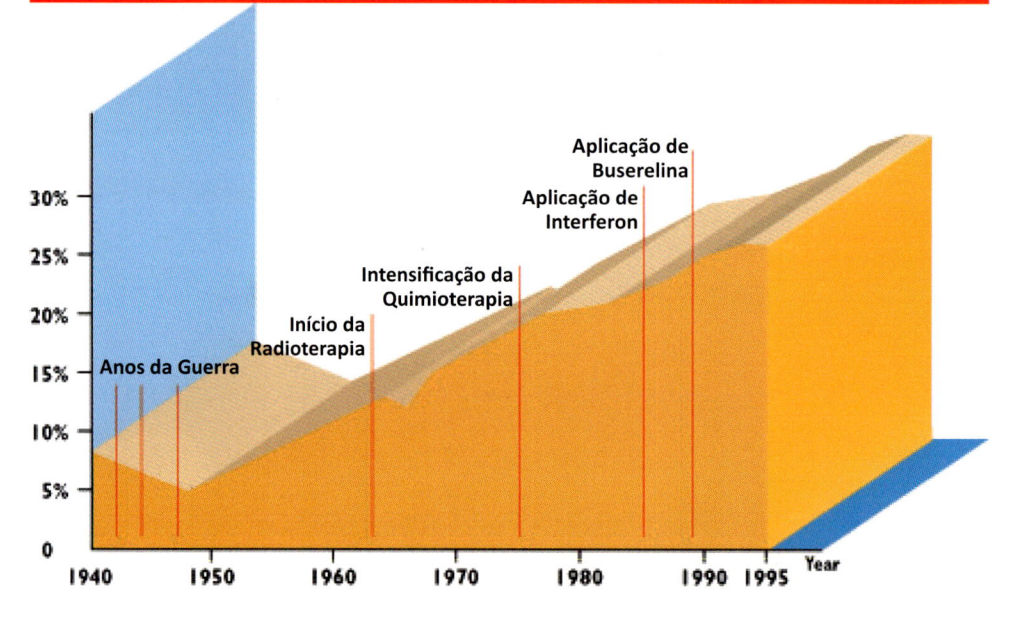

Incidência de Câncer na Europa e nos Estados Unidos

- Anos da Guerra
- Início da Radioterapia
- Intensificação da Quimioterapia
- Aplicação de Interferon
- Aplicação de Buserelina

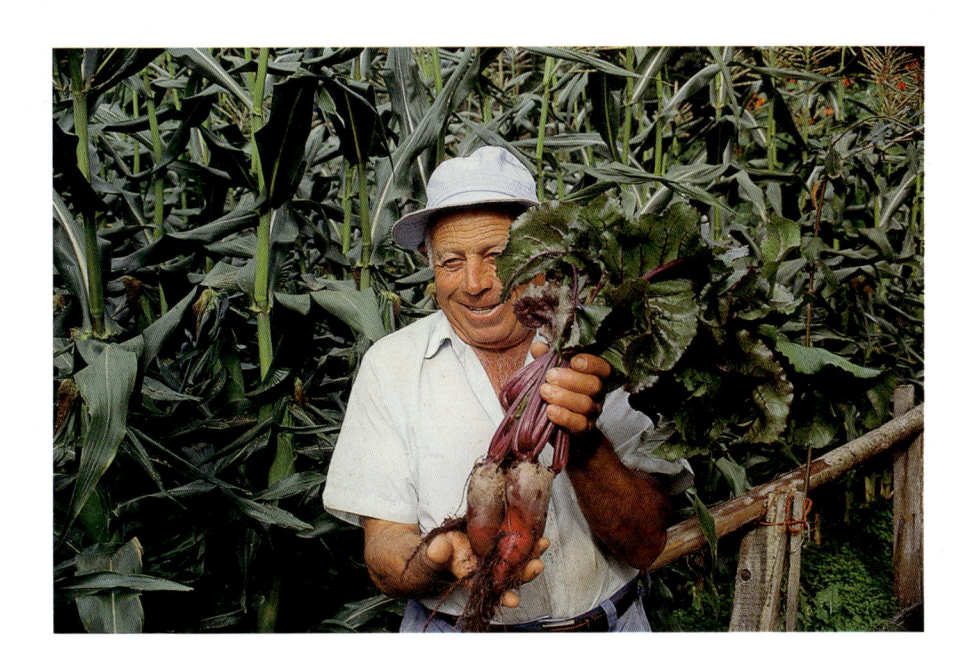

custam um mínimo de 450 mil dólares. Por causa desse enorme custo, estudos duplo-cegos raramente são aplicados às pesquisas de suplementos alimentares e medicina herbórea, uma vez que nenhum produto pode ser patenteado e, portanto, não há grande lucro financeiro.

No entanto, recentemente, cientistas pesquisaram os efeitos na saúde de substâncias alimentares e descobriram que vegetais crucíferos (de toda a família da couve), assim como tomates, espinafre e cenouras, contêm importantes inibidores do câncer, conhecidos como licopeno, alfacaroteno e betacaroteno. O *The European Journal of Nutrition* (edição 38, 1999) relata um estudo conduzido pelo doutor H. Müller *et al,* em que 23 homens receberam um copo diário de suco de tomate, rico em licopeno, e de cenoura, rico em alfa e beta caroteno, ambos recém-feitos, além de 10 gramas de pó de espinafre, rico em luteína. Os resultados mostraram uma melhora significativa na concentração de caroteno no sangue. Eles concluíram que a ingestão diária de sucos frescos garante às células um fornecimento abundante de oxigênio.

É um fato conhecido que a falta de oxigênio no nível celular precipita a origem do tumor cancerígeno. O doutor Otto Warburg descobriu esse fenômeno na década de 1930, o que fez com que merecesse o Prêmio Nobel. Ele foi o único médico a ganhar um Prêmio Nobel em Medicina não partilhado não apenas uma vez, mas duas, basicamente pela mesma descoberta, a saber: a falta de oxigênio provoca o câncer. Agora temos provas científicas para acrescentar às evidências empíricas.

Terapia de suco

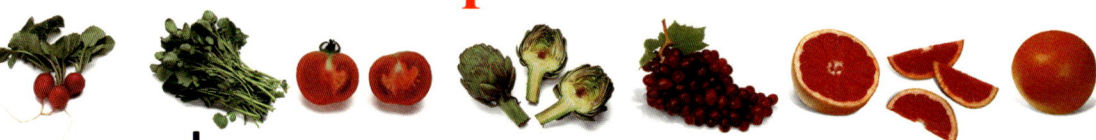

Inúmeros médicos e profissionais da saúde famosos usam a terapia com sucos como parte de seus programas de tratamento. Ann Wigmore, do Instituto Hipócrates, em Baltimore, Estados Unidos, usava predominantemente os sucos frescos de grama de trigo para seus pacientes com câncer. Seus ensinamentos atraíram inúmeros seguidores ao redor do mundo. O médico e cientista húngaro Alexander Ferenczi teve grande sucesso com o suco de beterraba. Na década de 1950, Fereczi observou que um colega tinha obtido bons resultados usando o suco de raiz de beterraba no tratamento de pacientes leucêmicos. Estimulado por esses resultados, Ferenczi conduziu um estudo com um grupo de 22 pacientes, todos com cânceres inoperáveis em estágio avançado. Eles receberam 30 mililitros de suco fresco de beterraba diariamente. Depois de três meses, 21 dos pacientes demonstraram melhoras acentuadas. Ele observou que a terapia com beterraba era um remédio natural de eficácia aparente e sem efeitos colaterais. Além do mais, esse tratamento tinha baixo custo e era acessível em quantidades ilimitadas.

Também foram alcançados resultados positivos no Instituto Gerson, no México,

> **Os sucos de frutas e verduras são, sem dúvida alguma, a melhor fonte de antioxidantes.**

sob a direção de Charlotte Gerson. Ela ainda usa as receitas de suco de frutas criadas por seu pai, o famoso médico alemão Max Gerson. Apesar de sua prática com o uso de sucos frescos ter resultados muito positivos, ele foi perseguido nos Estados Unidos sob acusações de "conduta antiética" por tratar os pacientes muito enfermos e com câncer terminal. Ele teve de se realocar no México.

Mais recentemente, o doutor George Malkmus chamou muita atenção com sua dieta medicinal conhecida como "Hallelujah Diet" [Dieta Aleluia], que inclui beber sucos frescos diariamente. Tendo-se curado de um câncer no cólon com sucos puros e uma dieta que descobriu nas primeiras páginas da Bíblia, ele decidiu ensinar a terapia dos sucos puros a milhares de representantes da saúde em seus seminários em Hallelujah Acres, localizada na Carolina do Norte, Estados Unidos, e

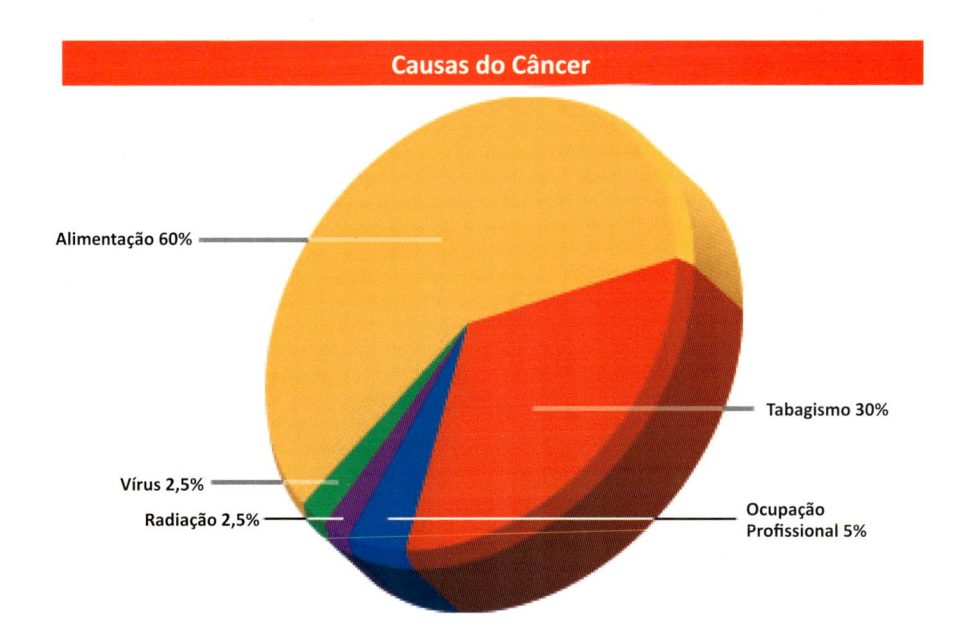

Causas do Câncer

- Alimentação 60%
- Tabagismo 30%
- Ocupação Profissional 5%
- Vírus 2,5%
- Radiação 2,5%

Tudo sobre Sucos

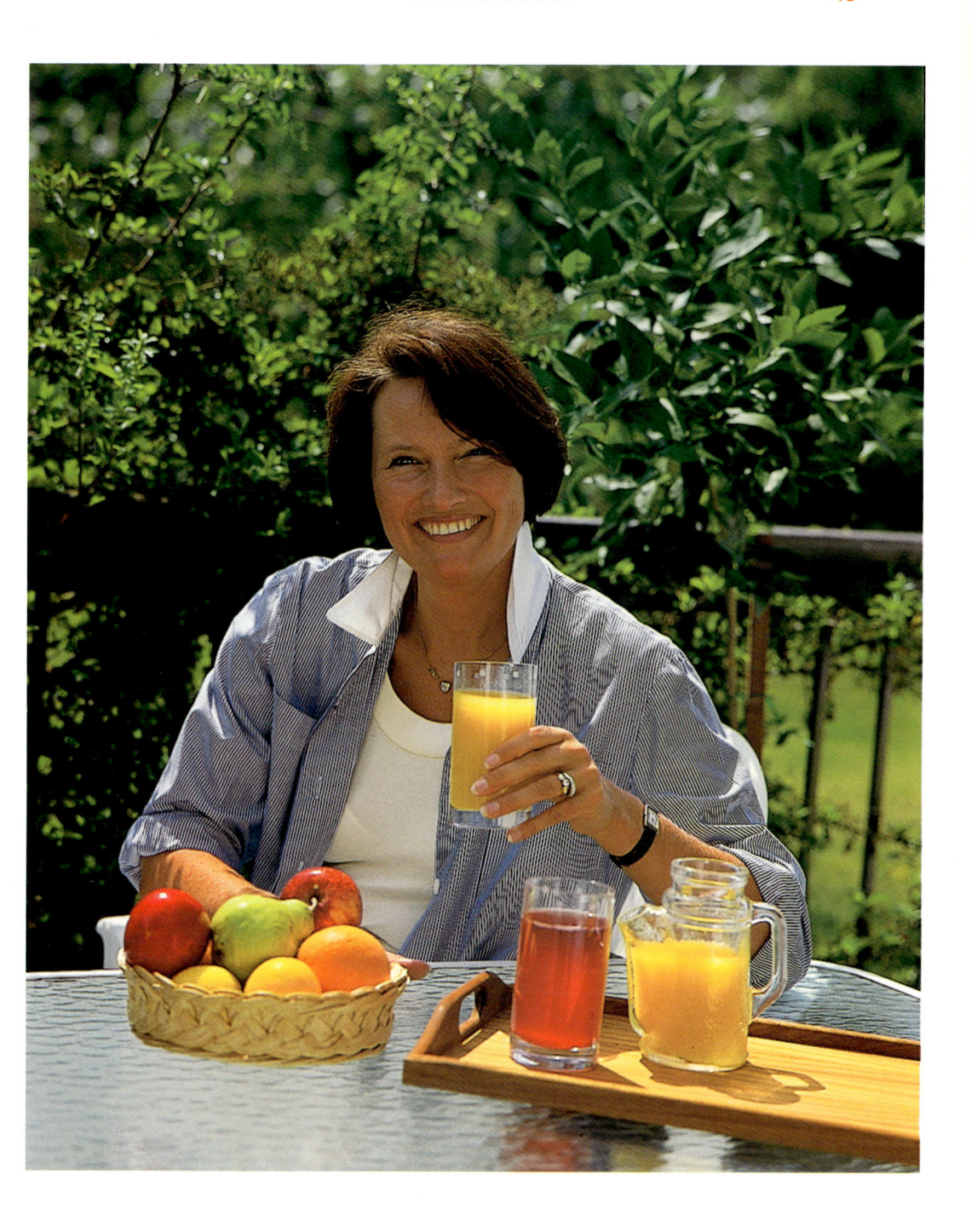

na filial canadense em Ontário, uma hora ao norte de Toronto. É impressionante ver as curas e mudanças positivas em todo tipo de pessoas que sofrem de doenças degenerativas.

Citemos mais um relato, esse do doutor A. Nagoyva, cientista e pesquisador, publicado em *Annals of Nutrition and Metabolism* (edição 42, 1998). Quatro cientistas eslovenos observaram 19 ovolactovegetariano e sua ingestão controlada de antioxidantes na alimentação. Os resultados mostraram que antioxidantes em quantidades suficientes previnem a arteriosclerose (entupimento das artérias). Os sucos frescos de frutas e verduras são, sem dúvida alguma, a melhor fonte de antioxidantes.

Portanto, se você está preocupado com o entupimento das artérias, que normalmente tem como primeiro sinal de alerta a pressão alta, ouça meu conselho e adquira o hábito de beber sucos frescos diariamente. Estudos recentes relacionam doença cardíaca, pressão sanguínea elevada, câncer, artrite e muitas outras doenças degenerativas à overdose de proteína animal nas dietas. Pesquisas sobre a relação entre excesso de proteína animal e doenças mostram que a eliminação da carne animal é absolutamente necessária para a prevenção e o tratamento do câncer. Uma mudança para uma dieta baseada em vegetais e com muito suco resulta não apenas em melhoras significativas na saúde, mas, muitas vezes, na cura total.

Que tal um jejum de suco?

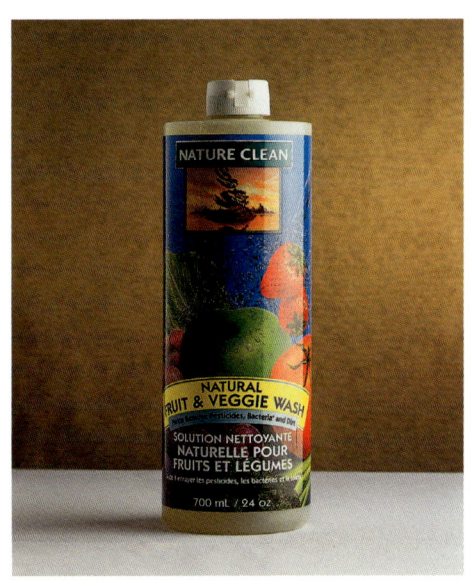

Algumas pessoas ficam realmente apreensivas quando ouvem a palavra "jejum". "Como posso sobreviver sem comida sólida?", perguntam elas. Não tenha medo, jejuar não é o mesmo que morrer de fome. É algo bom de fazer. O jejum, isto é, a não ingestão de alimentos sólidos por um período, é uma prática antiga. Sabemos por registros literários e bíblicos que as pessoas jejuavam por longos períodos. Jesus jejuou por 40 dias, como foi registrado nos evangelhos. Também lemos na literatura grega que, na Antiguidade, os doentes se abstinham de alimentos por até 14 dias e, então, tomavam extratos de plantas para facilitar o processo de cura e acelerar a recuperação. E não é o nosso primeiro reflexo reduzir a ingestão de alimentos quando não estamos nos sentindo bem? Um breve jejum de sucos de 3 ou 4 dias se provou uma excelente maneira de livrar o corpo de detritos e toxinas, aumentando assim a energia e a vitalidade. Aqueles que experimentam um breve jejum de suco pela primeira vez costumam relatar que tiveram seu primeiro vislumbre do verdadeiro bem-estar.

Atualmente, é fácil fazer um jejum de sucos. Frutas e verduras orgânicas, minha primeira opção, costumam ser facilmente acessíveis. E se eu não conseguir produtos orgânicos, compro produtos frescos comuns no supermercado. No entanto, lavo-os cuidadosamente, sobretudo as frutas, uma vez que elas costumam ser borrifadas por razões estéticas.

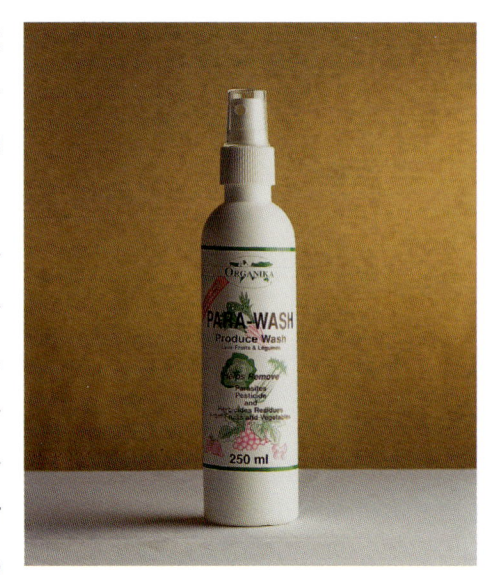

Com certa frequência, ouço as pessoas comentarem que não podem arcar com uma bebida orgânica diária em razão do alto custo das verduras. Para ser franco, vejo isso como uma questão de ponto de vista. Um estoque semanal de produtos frescos pode custar menos do que um corte de cabelo, um ingresso para o cinema ou uma refeição em um restaurante. A meu ver, pagar agora para *continuar* saudável é uma opção melhor do que pagar depois para *tornar-se* saudável. É como diz o ditado: "mais vale prevenir do que remediar."

Frutas e verduras não tóxicas

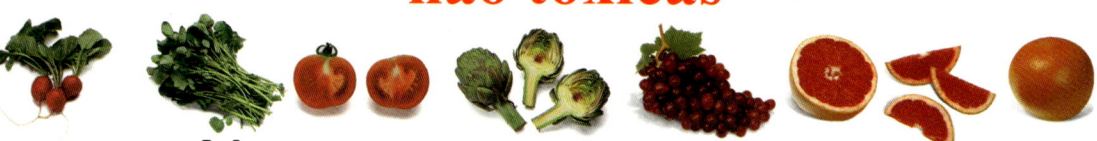

Não entre em pânico: use orgânico. Para fazer sucos, prefiro frutas e verduras cultivadas de maneira orgânica.

Felizmente, elas estão se tornando cada vez mais acessíveis a preços módicos.

Às vezes, é impossível conseguir alimentos orgânicos. Nesse caso, faço questão de lavar as frutas cuidadosamente com materiais adequados e não tóxicos que removam resíduos de pesticidas e *sprays* químicos, assim como bactérias, *E. coli* e também salmonela, que sempre podem estar presentes.

Vamos começar

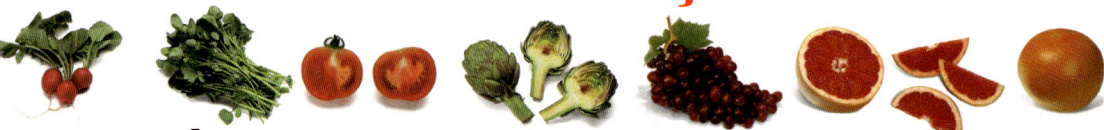

Ao começar a fazer sucos, logo você vai descobrir aqueles de que gosta mais. É divertido ou, pelo menos, deveria ser. Experimente diferentes combinações de frutas. Em geral, eu não misturo frutas e legumes, mas cenoura e maçã dão um ótimo suco. Experimente todos e se surpreenda.

Ótimos ingredientes para sucos			
Frutas			
abacaxi	grapefruit	melão	coco
damasco	ameixas	cerejas	marmelo
pêssego	ameixas secas	uva	romã
laranja	mamão	ruibarbo	
tangerina	maçã	manga	
Legumes e verduras			
aspargo	beterraba	tomate	alho-poró
cenouras	couve-vermelha	pimentas	abóbora
pepino	repolho	nabo	borragem
feijão-de-corda	couve-rábano	acelga	erva-doce
vagens	batata	brócolis	alcachofra
couve-de-bruxelas	brotos de feijão	alface	
rabanete	girassol-batateiro	aipo	
Condimentos			
cebola	gengibre	cebolinha	salsa
alho			

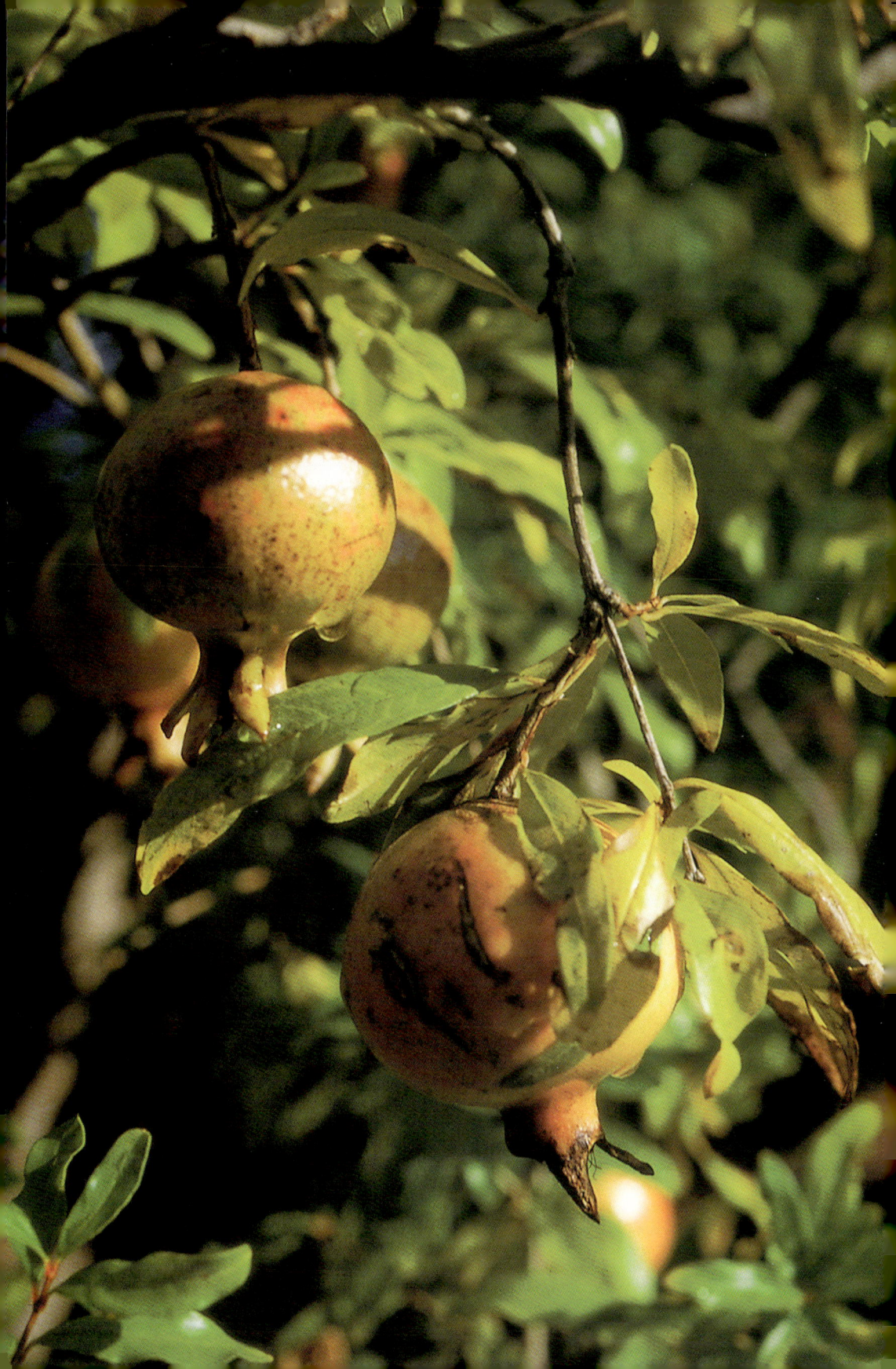

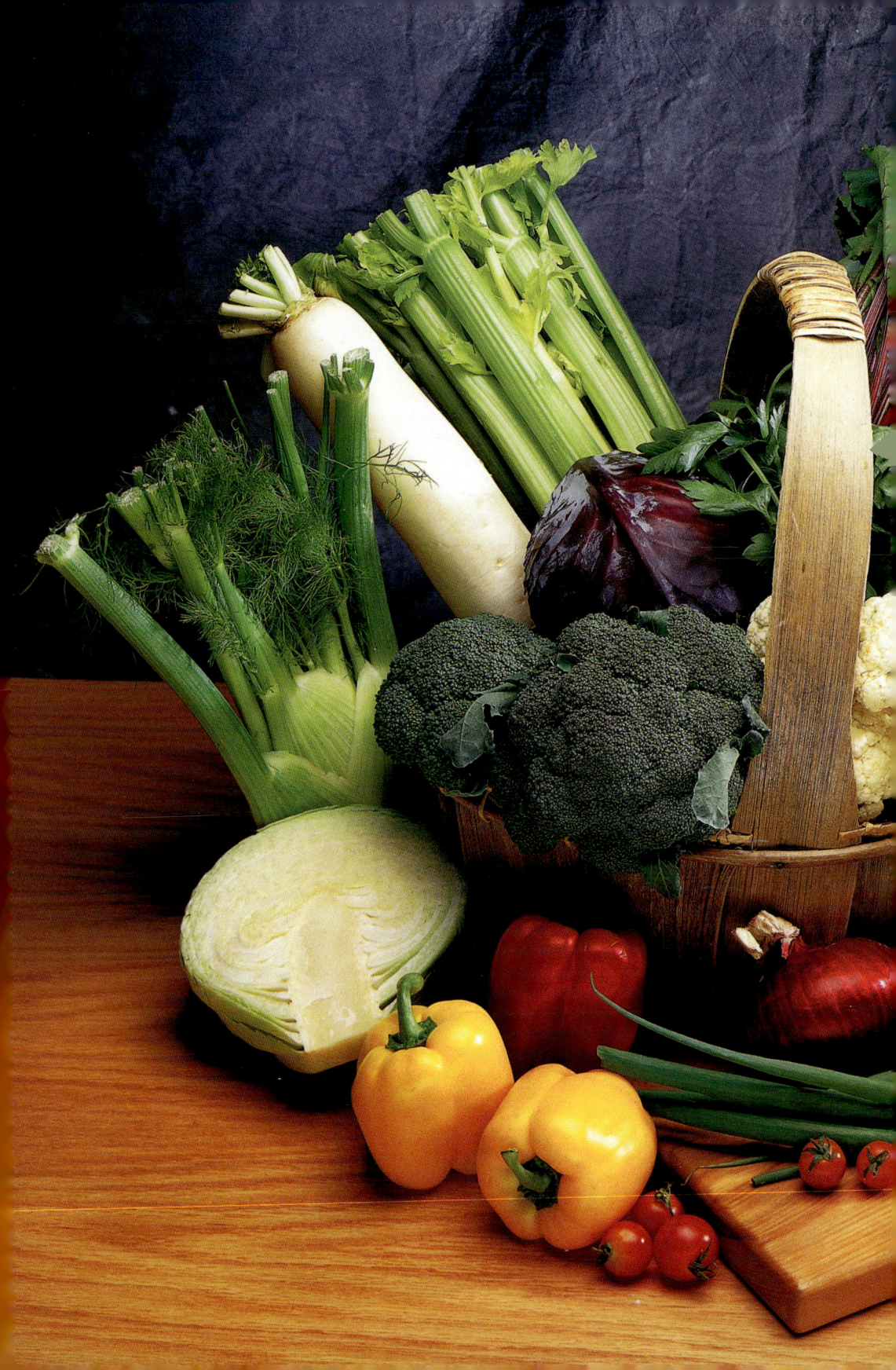

Receitas de suco

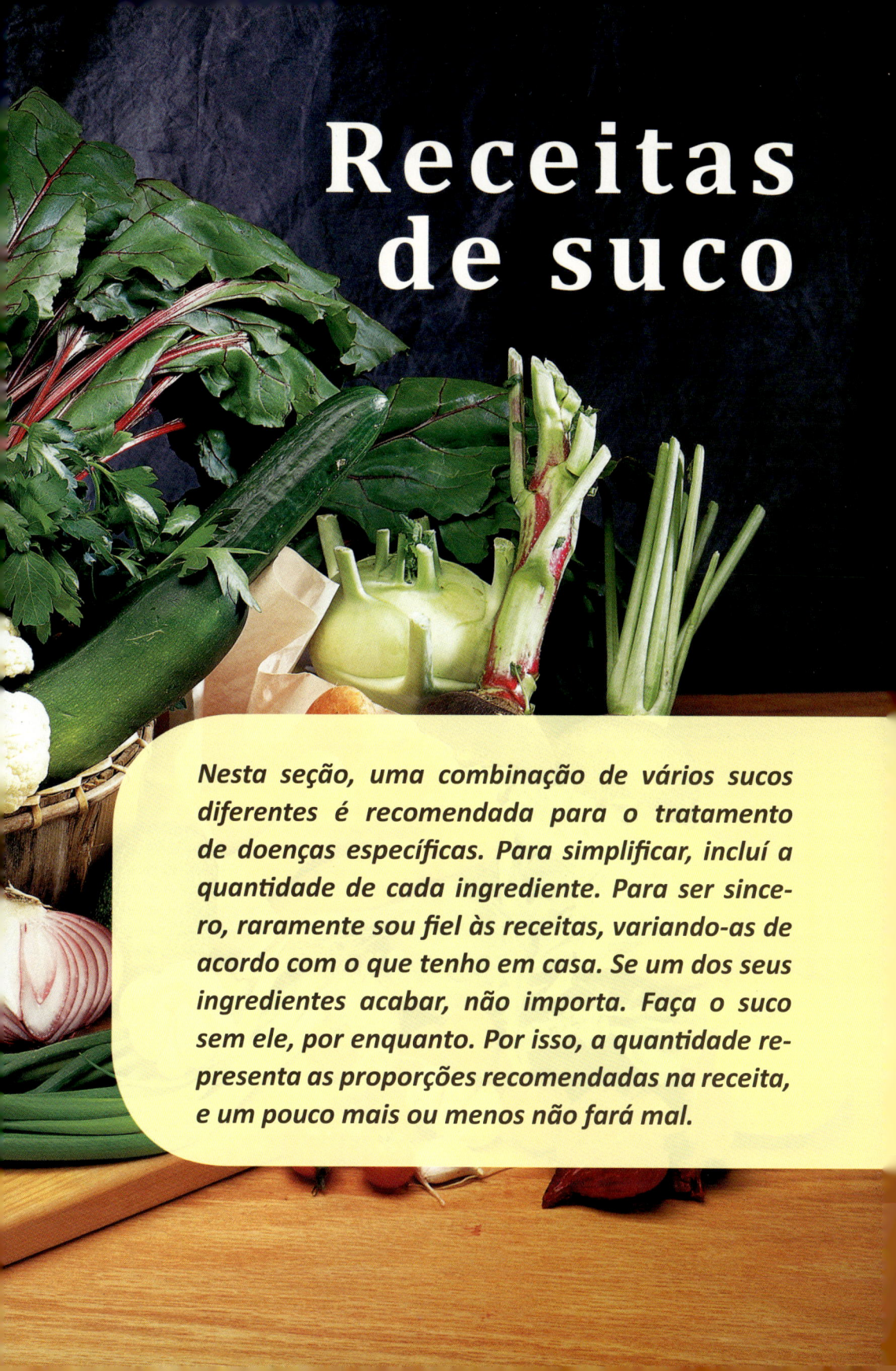

Nesta seção, uma combinação de vários sucos diferentes é recomendada para o tratamento de doenças específicas. Para simplificar, incluí a quantidade de cada ingrediente. Para ser sincero, raramente sou fiel às receitas, variando-as de acordo com o que tenho em casa. Se um dos seus ingredientes acabar, não importa. Faça o suco sem ele, por enquanto. Por isso, a quantidade representa as proporções recomendadas na receita, e um pouco mais ou menos não fará mal.

Acidez estomacal ⇨

Devo fazer uma quantidade suficiente para vários dias? Acho melhor não. Algumas pessoas acreditam que o suco, se armazenado em um recipiente hermeticamente fechado e refrigerado, durará vários dias. No entanto, acredito que o suco do dia anterior não apenas perde o gosto, como também começa a se deteriorar por causa do processo de oxidação, que começa lentamente, mas ganha força com o tempo. É claro que nem todos os nutrientes irão se perder da noite para o dia, mas alguns irão.

Acidez estomacal

Azia

3 batatas
3 cenouras
1 maçã
1 talo de aipo

maçã

batata

Acne

pústulas, manchas não infecciosas

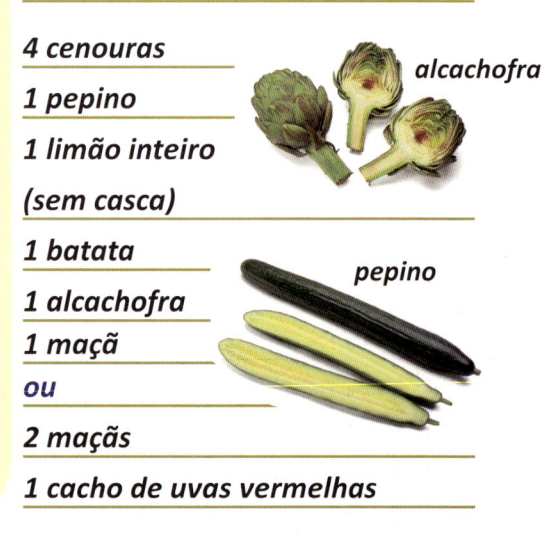

4 cenouras
1 pepino
1 limão inteiro (sem casca)
1 batata
1 alcachofra
1 maçã
ou
2 maçãs
1 cacho de uvas vermelhas

alcachofra

pepino

Para melhores resultados, prepare cerca de ½ a 1 litro de suco pela manhã. Beba porções iguais de suco três vezes ao dia. Se o estiver tomando por doenças específicas, aconselha-se que tome terapeuticamente por, pelo menos, três semanas. Você deve continuar com a terapia pelo tempo que preferir, uma vez que nenhuma das receitas causa efeitos colaterais desagradáveis. Se achar o gosto do suco forte demais para o paladar, dilua-o em partes iguais de água.

Receitas de Suco 55

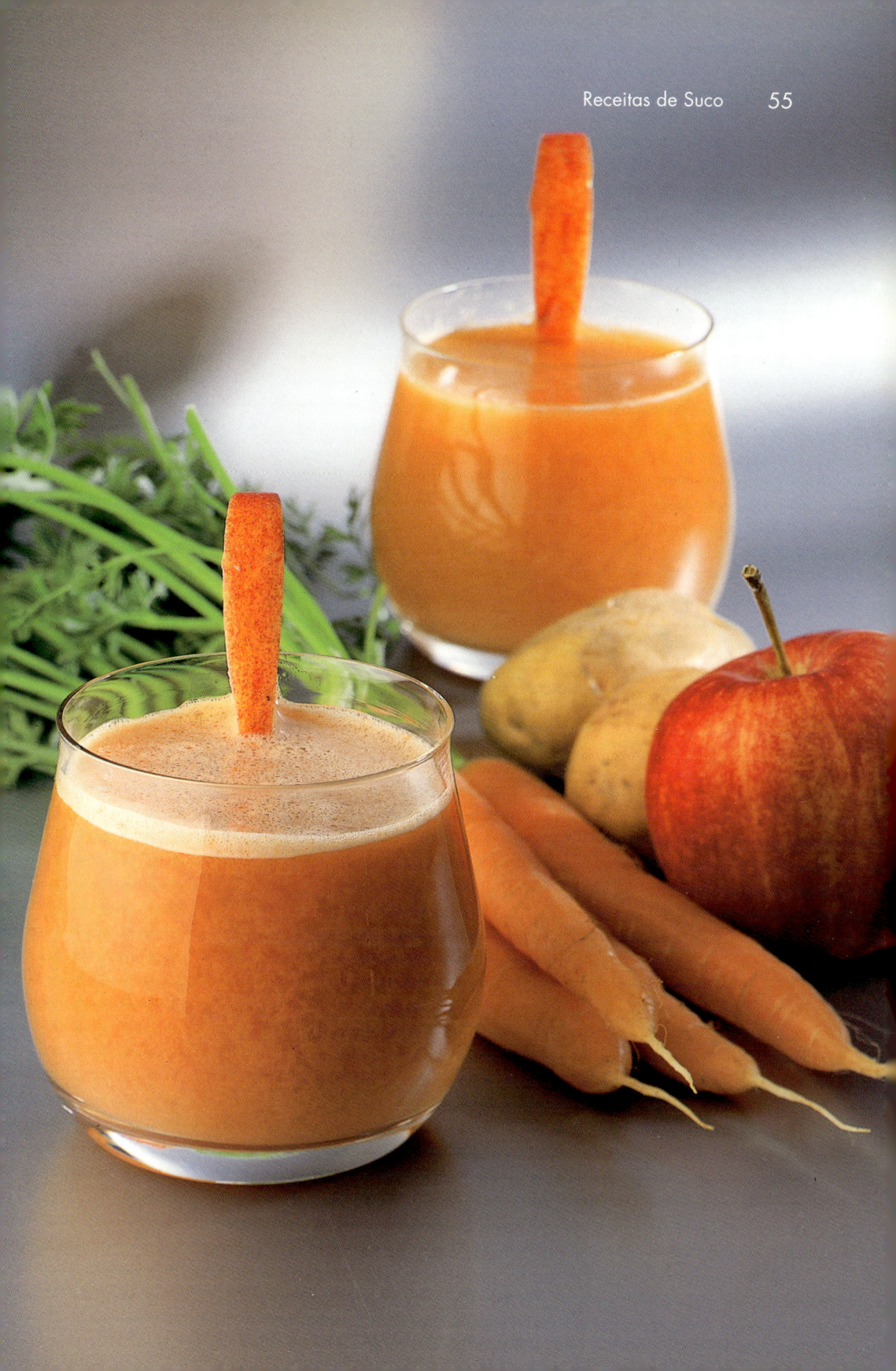

Anemia

Deficiência de ferro

4 cenouras

1 beterraba

1 talo de aipo

1 maço de espinafre

1 maço de agrião

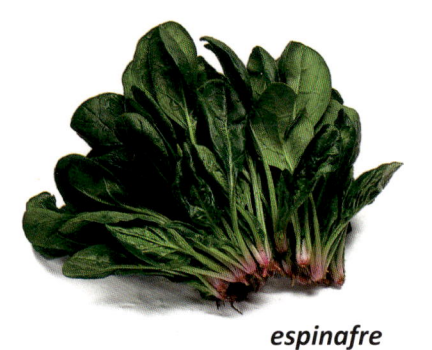

espinafre

Angina de peito

brócolis

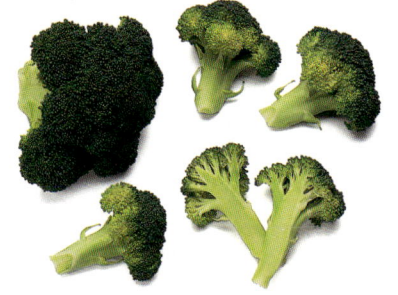

6 cenouras

1 beterraba

1 maço de espinafre

1 pepino

2 folhas de couve-verde, couve-galega ou brócolis

Arteriosclerose

8 cenouras

1 dente de alho

1 beterraba

2 talos de aipo

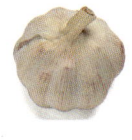

alho

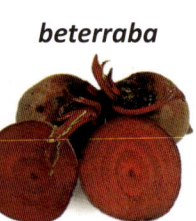

beterraba

Receitas de Suco 57

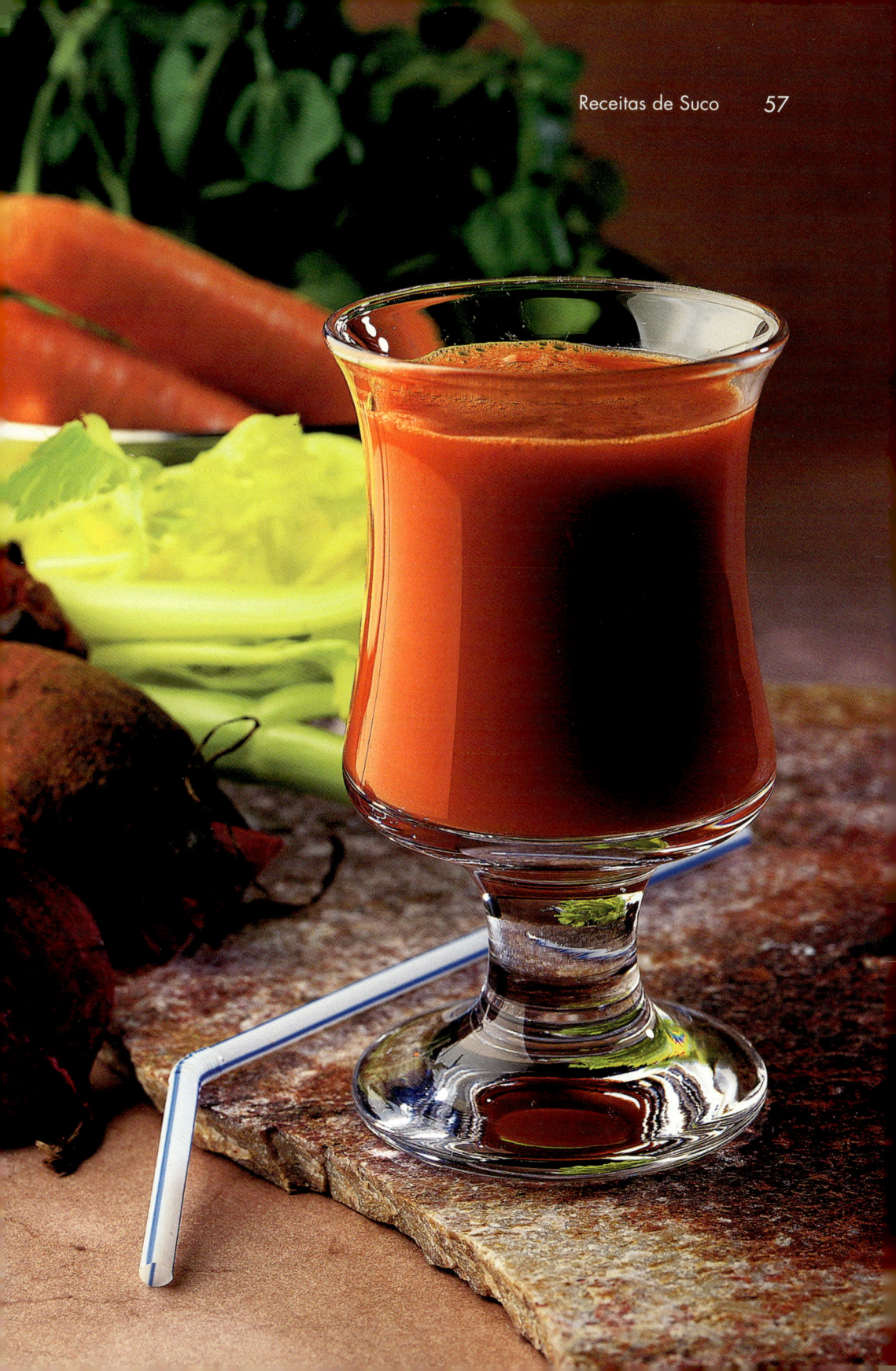

Arteriosclerose ⇨

Artrite

6 cenouras

1 talo de aipo

1 colher de sopa cheia de raiz-forte

1 pepino

1 maço de espinafre

ou

suco de cereja, blueberry ou amora silvestre

(faça na estação, congele e beba um copo três vezes ao dia)

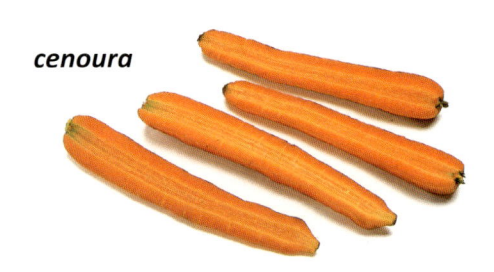

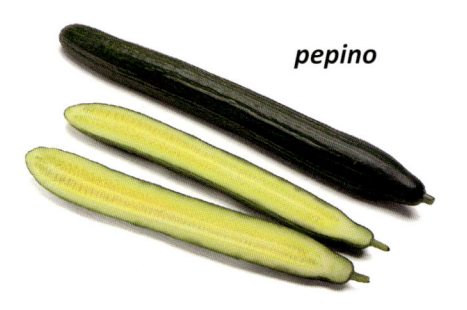

cenoura

pepino

Asma

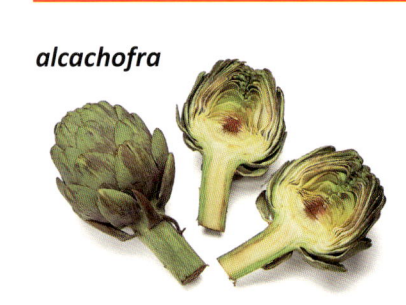

alcachofra

6 cenouras

1 alcachofra

1 rabanete preto ou 6 rabanetes vermelhos

1 maço de espinafre

1 talo de aipo

espinafre

rabanete vermelho

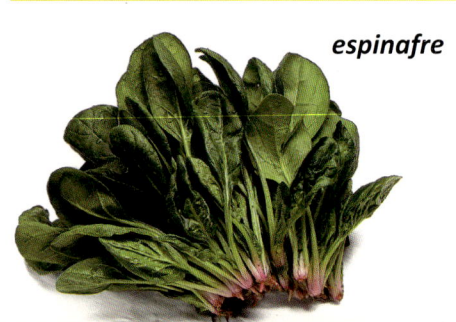

Receitas de Suco   59

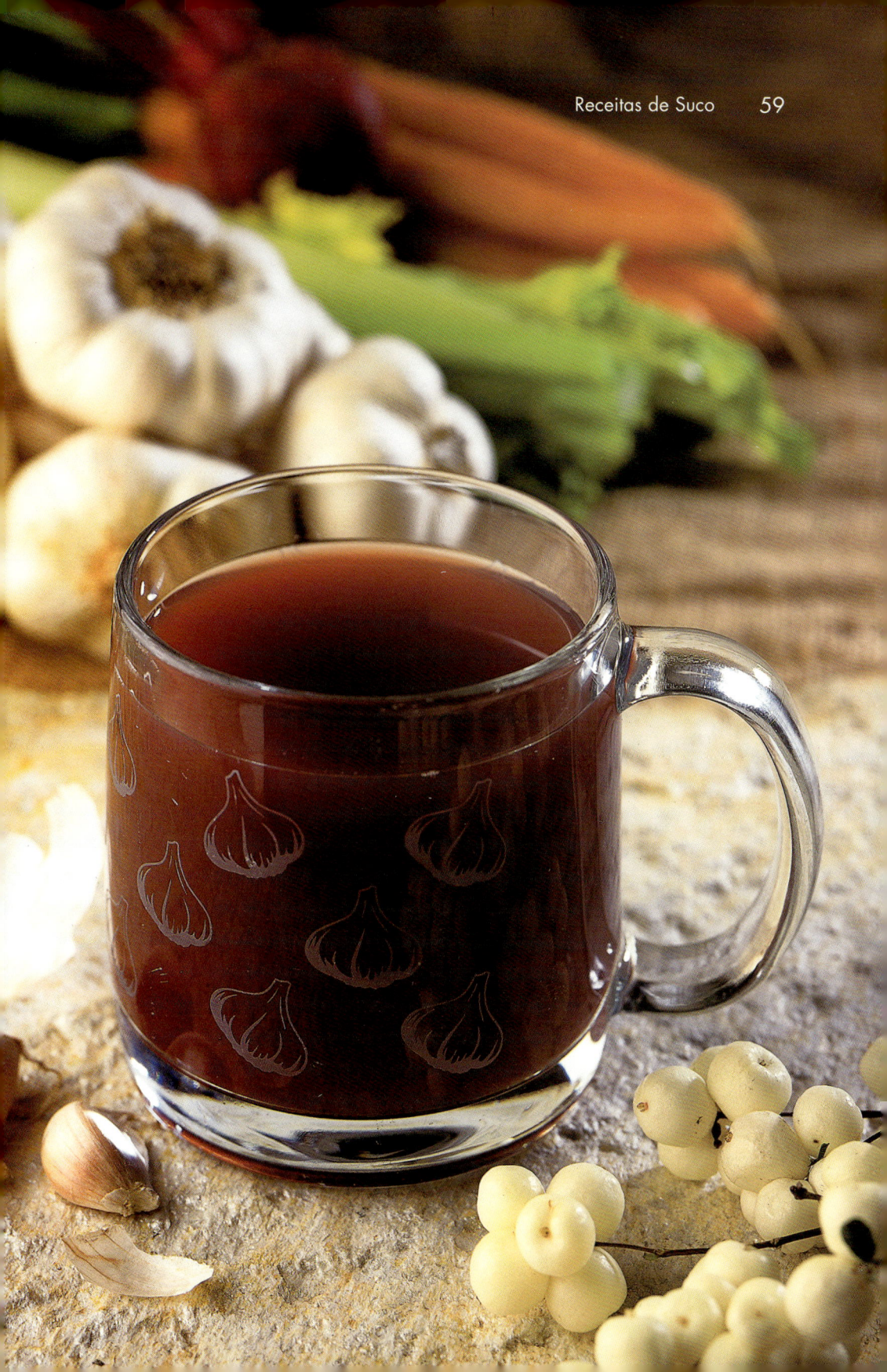

Bronquite ⇨

Bexiga

infecção

6 cenouras

1 pimentão verde

1 talo de aipo

2 tomates

6 folhas de escarola ou endívia-frisada

ou

3 maçãs

1 xícara de cranberries (frescas ou congeladas)

1 fatia grande de melancia

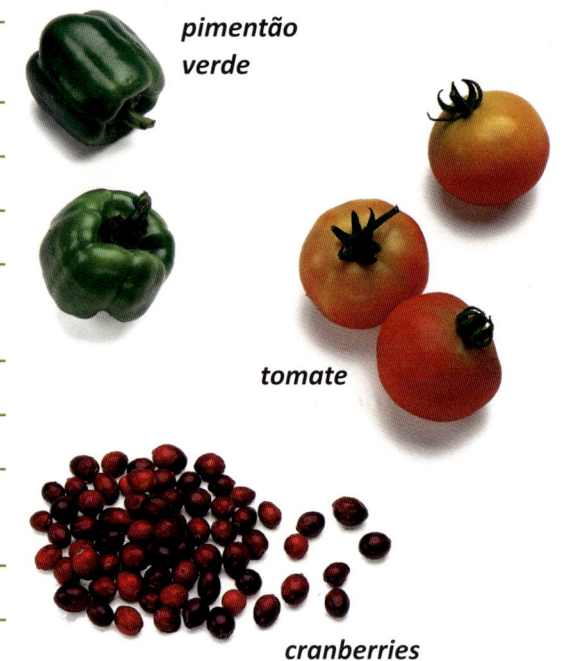

pimentão verde

tomate

cranberries

Bronquite

4 cenouras

1 raiz de erva-doce

1 pepino

1 talo de aipo

1 tomate

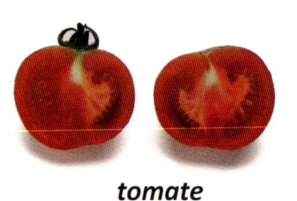

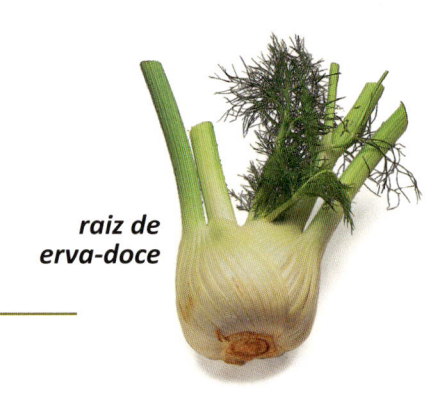

raiz de erva-doce

tomate

Receitas de Suco   61

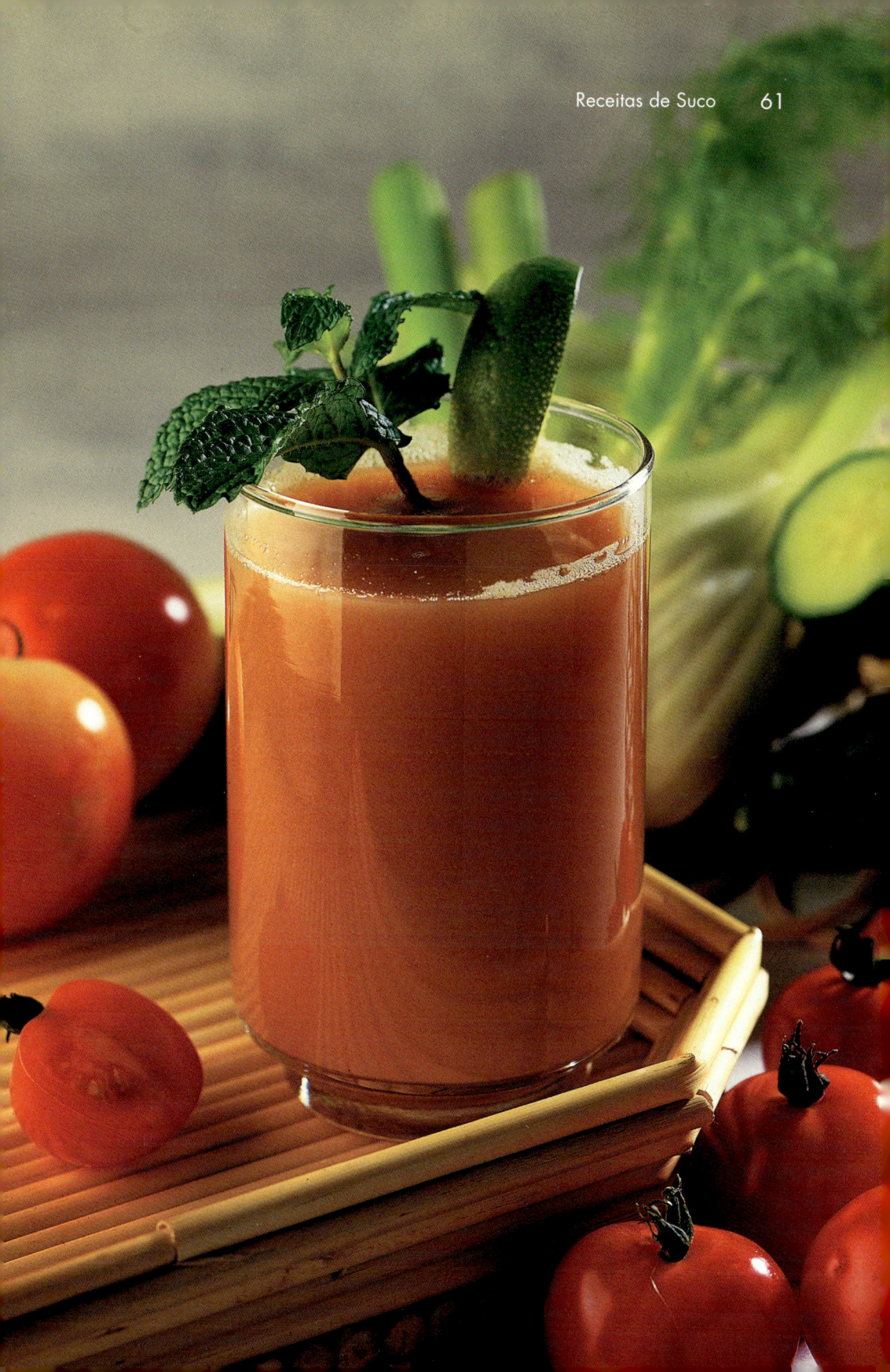

Indigestão ⇨

Câncer

Uvas vermelhas, maçãs, limões, cenouras, beterrabas, aipo, vegetais crucíferos (toda a família da couve), tomates, brotos de girassol e de trevo-dos-prados, e suco de chucrute não cozido são todos muito benéficos. Os sucos a seguir orientam sobre o que pode ser combinado para um suco delicioso – e não se esqueça do alho.

6 cenouras

1 beterraba

1 talo de aipo

1 maço pequeno de azeda

2 folhas de couve-flor, brócolis ou folhas de mostarda

1 dente de alho

ou

1 cacho de uvas vermelhas

2 maçãs

1 limão inteiro (suco)

uvas vermelhas

limão

beterraba

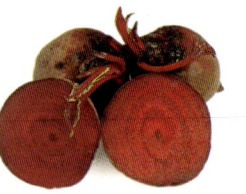

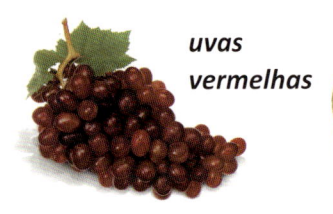

Candidíase

4 cenouras

2 folhas de repolho

2 floretes de brócolis

4 rabanetes com as folhas

1 dente de alho

ou

1 beterraba

2 talos de aipo

1 pepino

1 ramo de broto de girassol

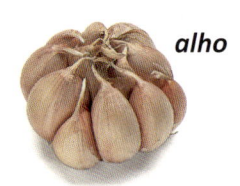

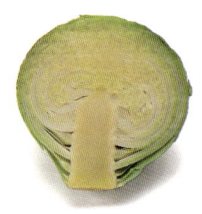

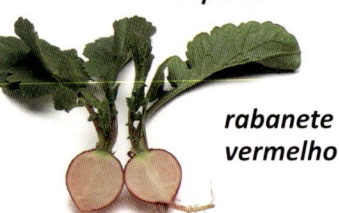

alho

repolho

rabanete vermelho

Receitas de Suco   63

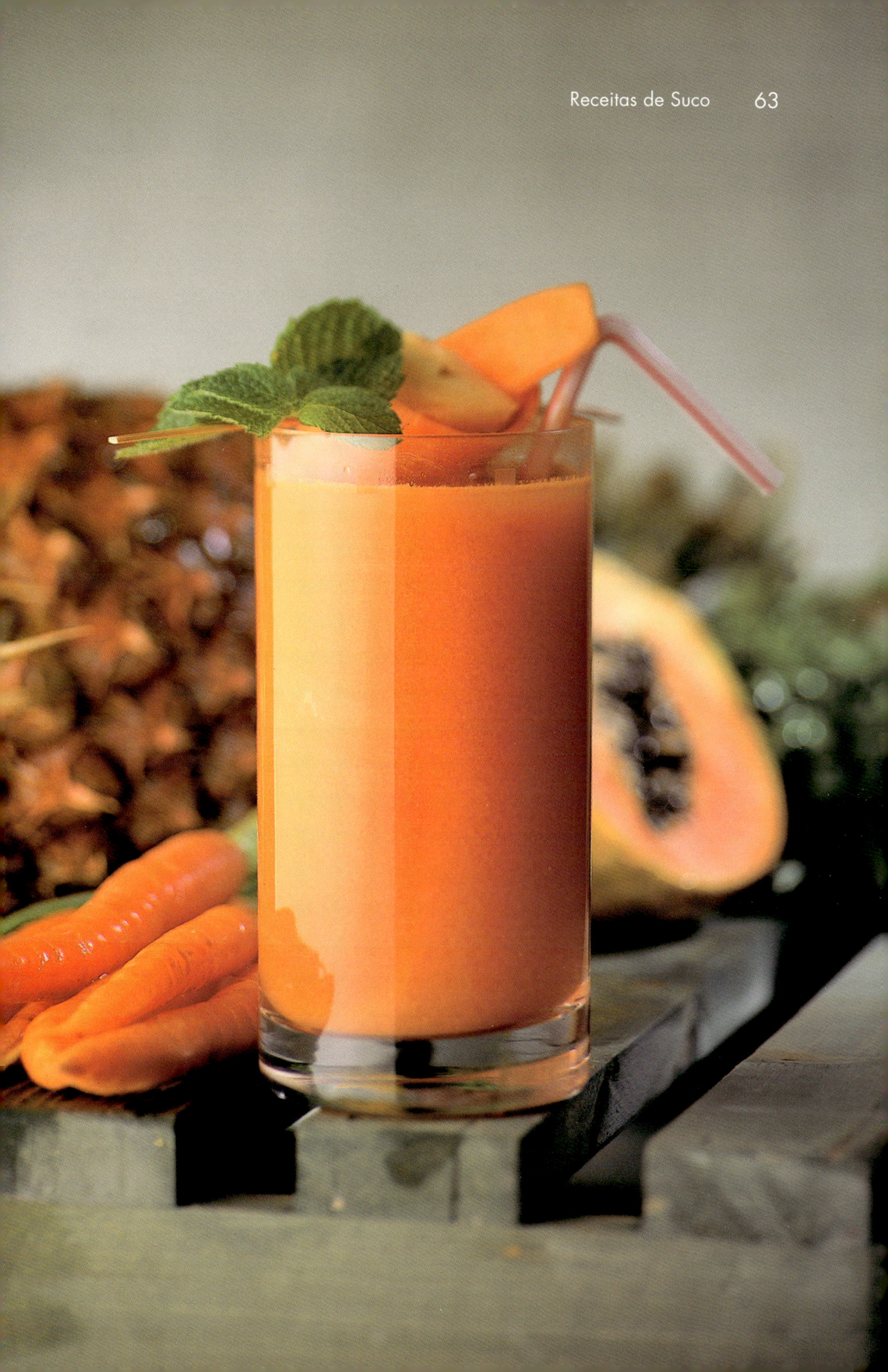

Candidíase ⇨

Colite

6 cenouras

1 maçã

½ beterraba

1 pepino

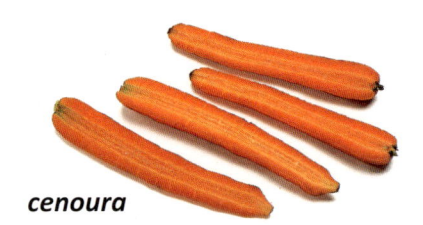

cenoura

Constipação intestinal

4 cenouras

1 maçã verde

1 xícara de chucrute cru

ou

1 xícara de chucrute cru

1 maçã (verde, Northern Spy ou McIntosh)

½ pé de alface repolhuda ou alface crespa

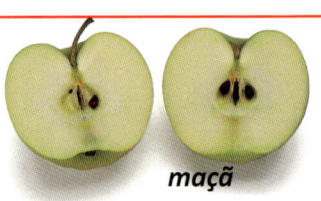

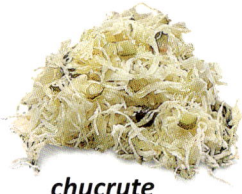

maçã

chucrute

Depressão

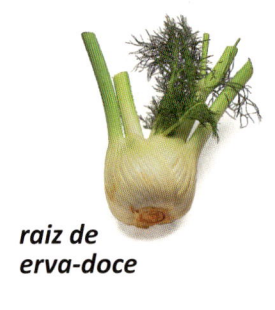

1 maço grande de borago com flores

1 raiz de erva-doce média

1 manga

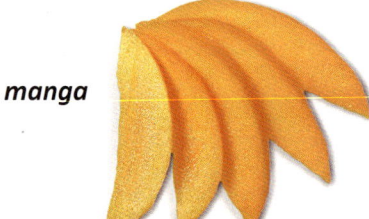

raiz de erva-doce

manga

Receitas de Suco 65

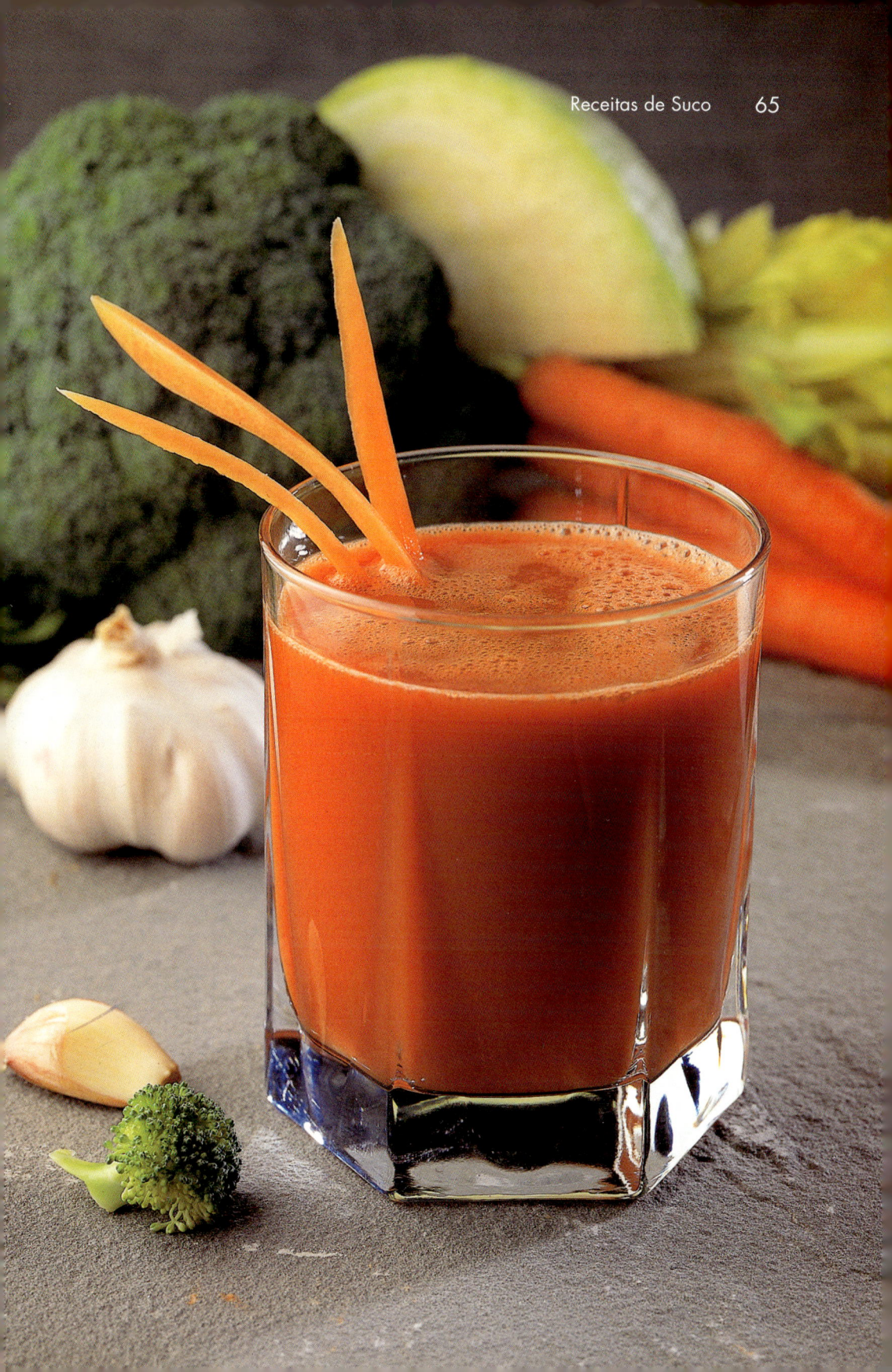

Constipação Intestinal ⇨

Diabetes melito

2 punhados (5 xícaras) de vagem

3 raízes de girassol-batateiro

¼ de um repolho branco ou verde médio

5 talos de aspargo

1 pepino

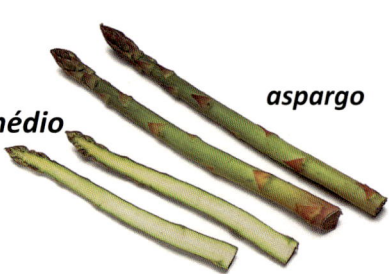

aspargo

Diarreia

4 cenouras

1 maçã

1 xícara de amora silvestre

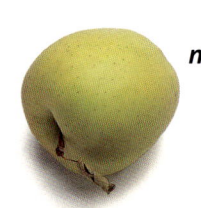

maçã

amora silvestre

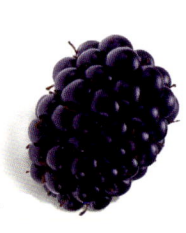

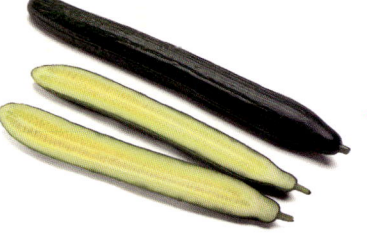

pepino

aspargo

Doenças hepáticas

1 rabanete preto ou
6 a 8 rabanetes vermelhos

12 folhas grandes, verdes e amarelas, de endívia frisada

6 talos de aspargo

3 cenouras

1 pepino

Receitas de Suco

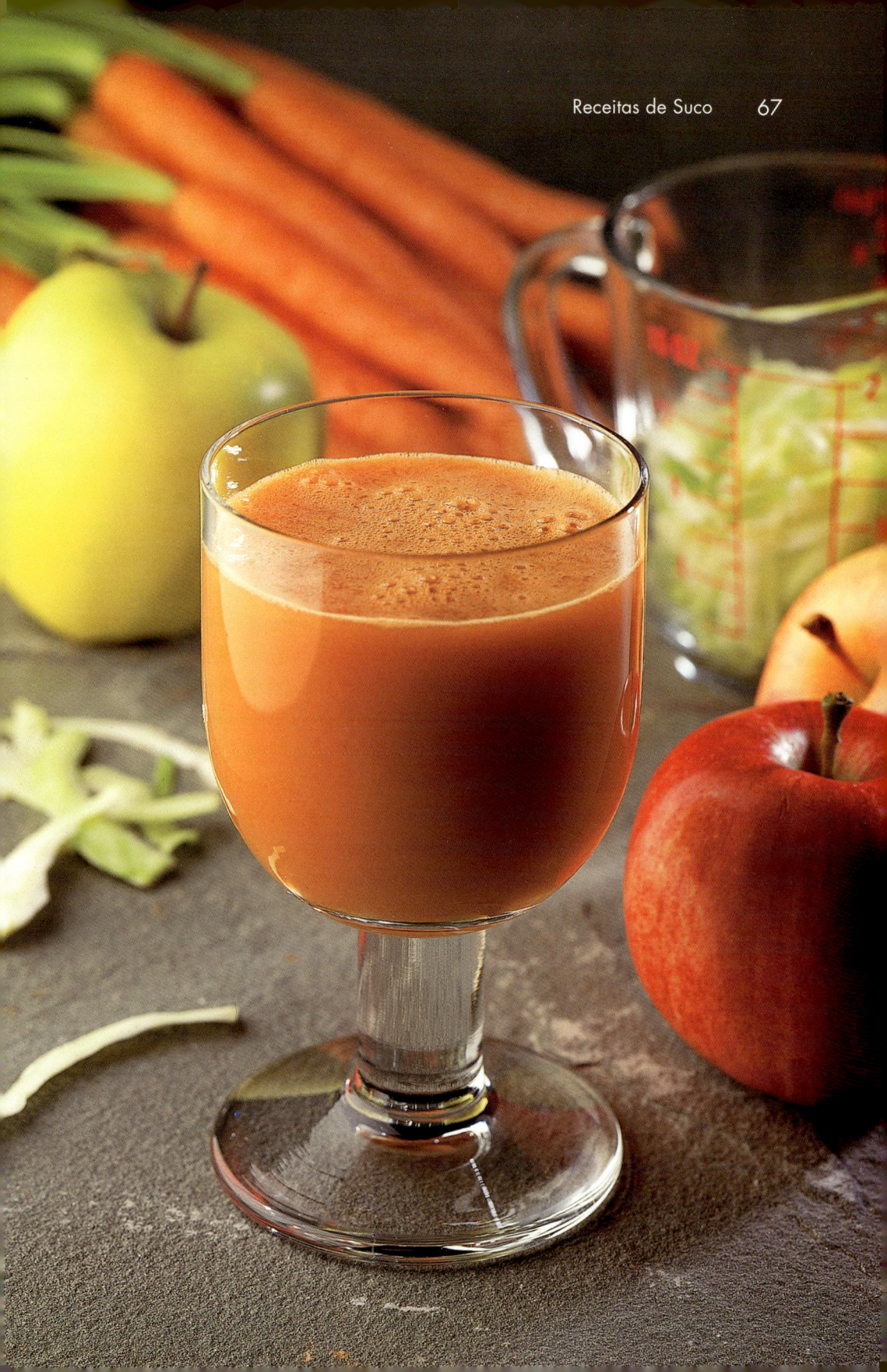

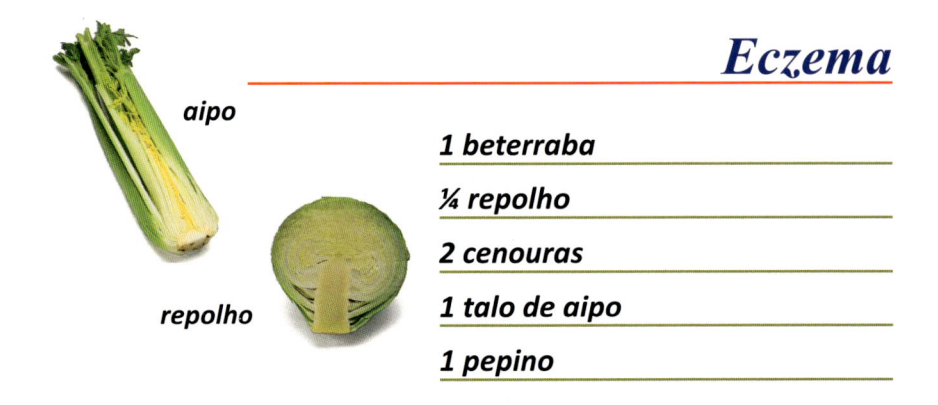

Diabetes melito ⇨

Eczema

aipo

repolho

1 beterraba
¼ repolho
2 cenouras
1 talo de aipo
1 pepino

Fibromialgia

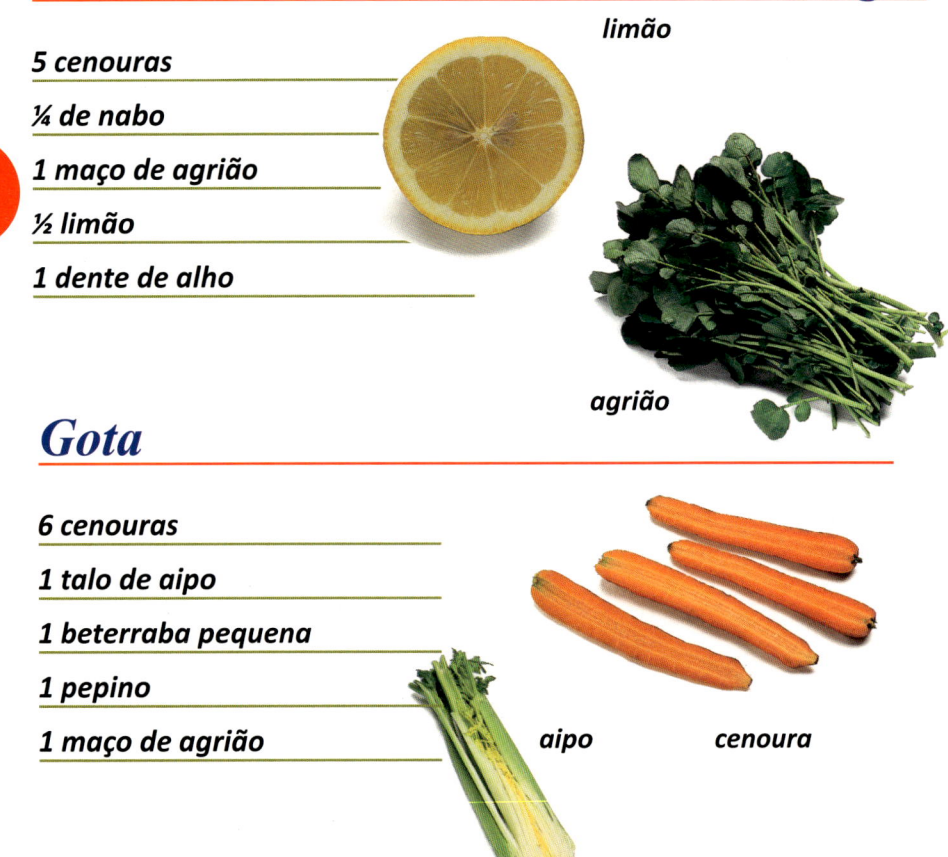

limão

5 cenouras
¼ de nabo
1 maço de agrião
½ limão
1 dente de alho

agrião

Gota

6 cenouras
1 talo de aipo
1 beterraba pequena
1 pepino
1 maço de agrião

aipo

cenoura

Receitas de Suco   69

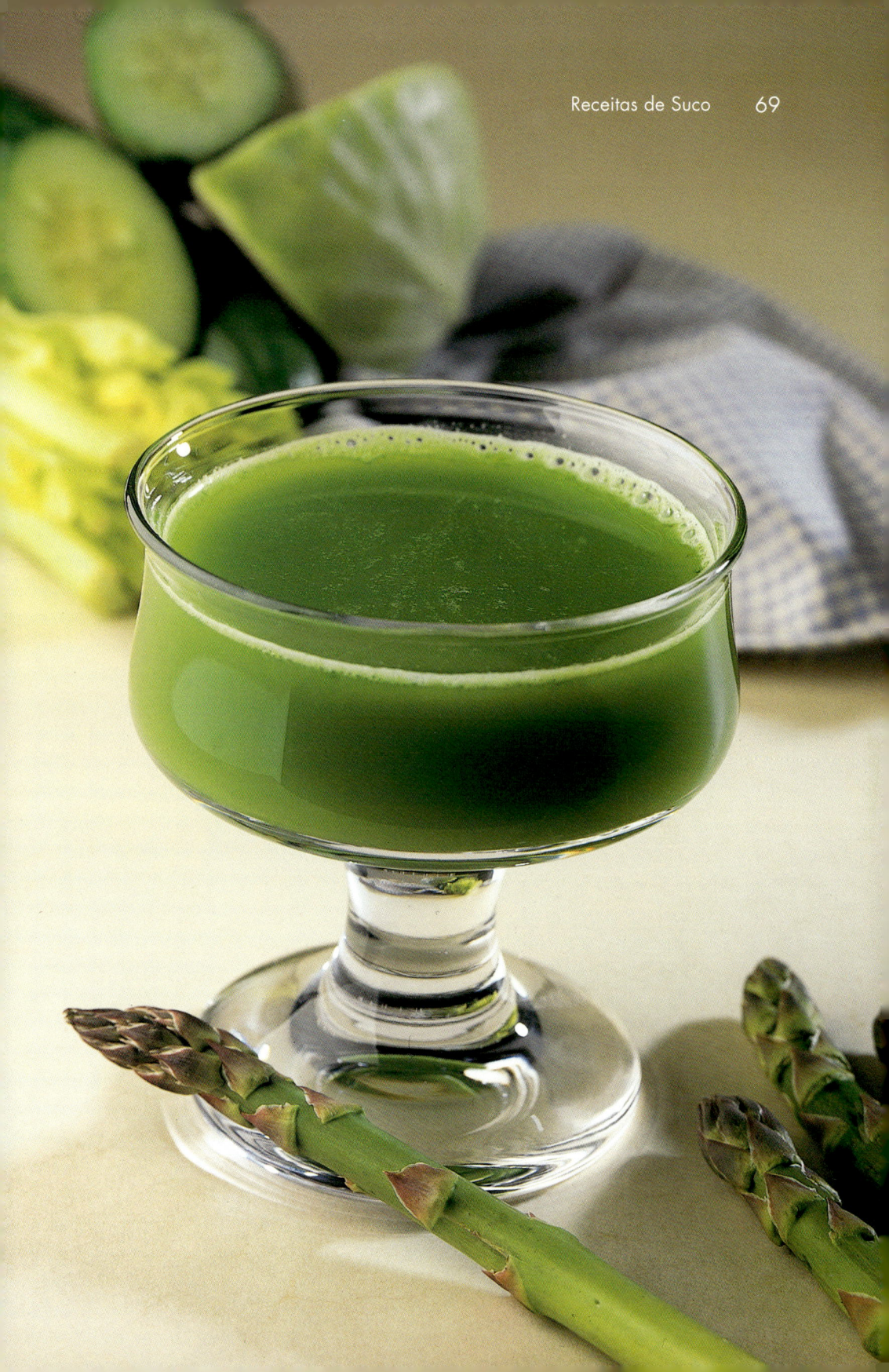

Pedras na vesícula biliar ⇨

Gripe

6 cenouras

2 talos de aipo

2 folhas de repolho ou
4 couves-de-bruxelas

½ limão

ou

6 tomates

4 rabanetes

1 pimentão

1 talo de aipo

½ limão

1 gengibre do tamanho
de um polegar

ou

1 grapefruit grande

2 maçãs

½ limão

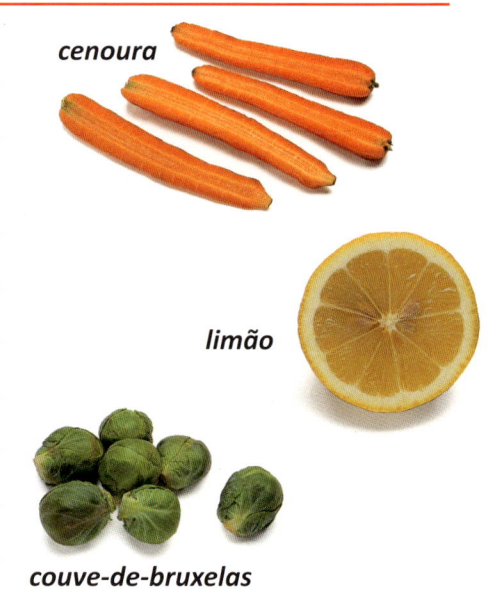

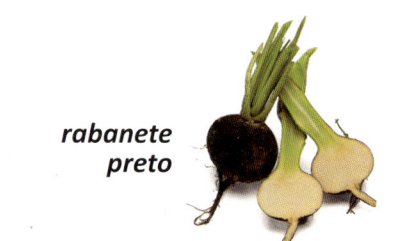

cenoura

limão

couve-de-bruxelas

rabanete
preto

aipo

Hipoglicemia

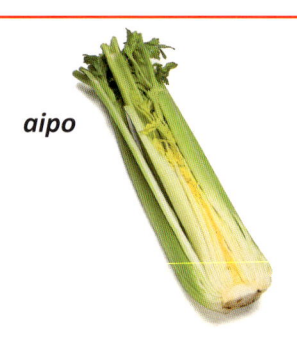

1 beterraba pequena

1 talo de aipo

6 rabanetes vermelhos ou
1 rabanete preto

6 folhas grandes de endívia
frisada

Receitas de Suco 71

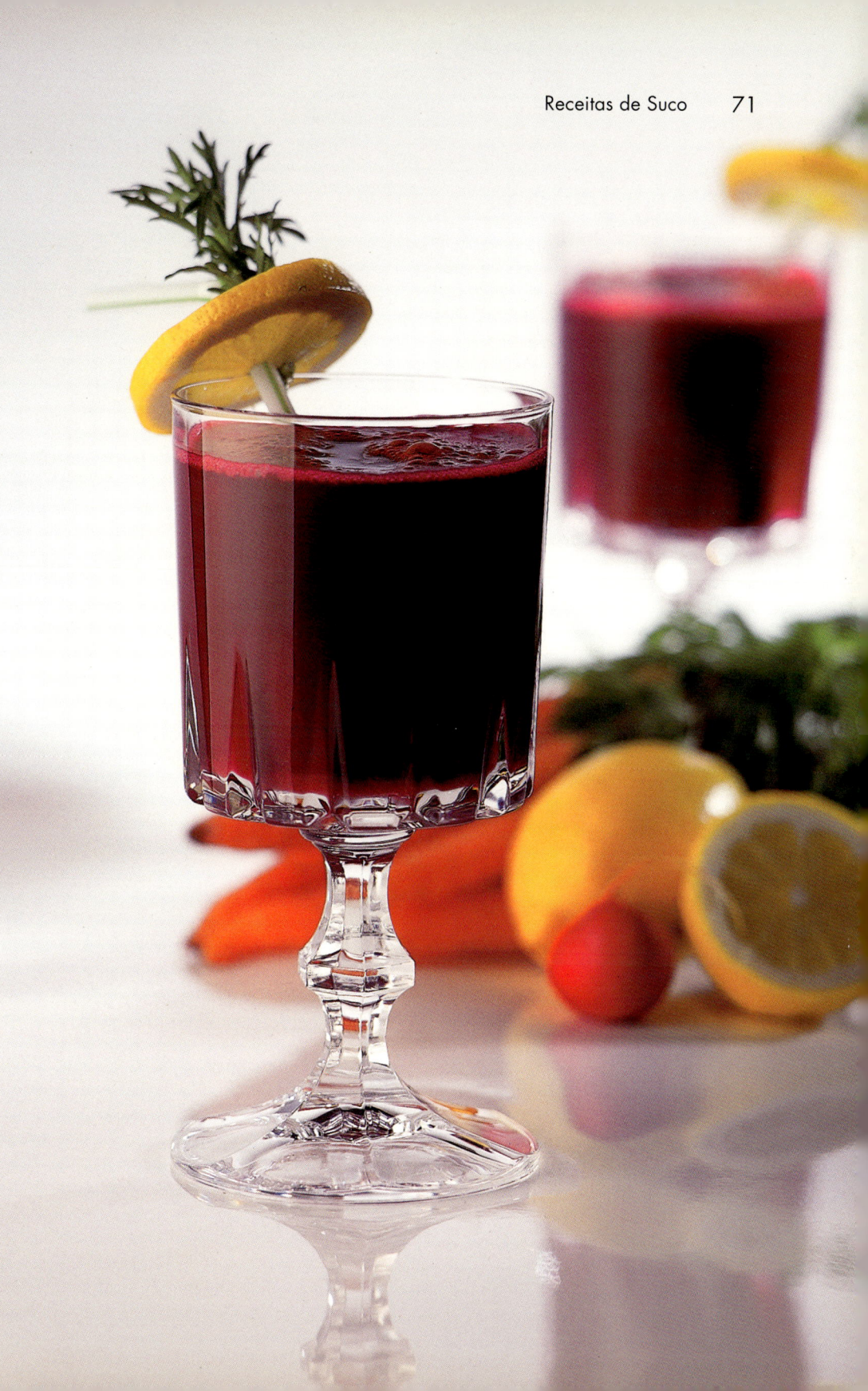

Problemas na vesícula biliar ⇨

Indigestão

2 cenouras

1 talo de aipo

1 batata

1 raiz de gengibre fresco do tamanho de um polegar

¼ de repolho

¼ de raiz de erva-doce

ou

1 mamão médio com sementes

1 fatia de abacaxi

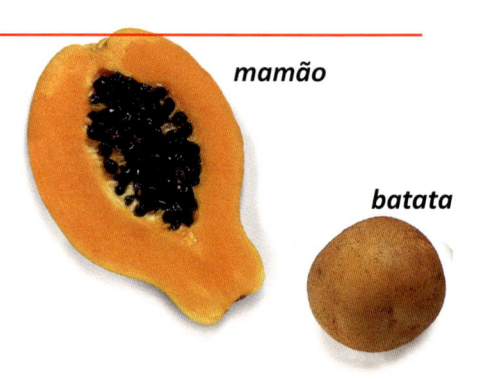

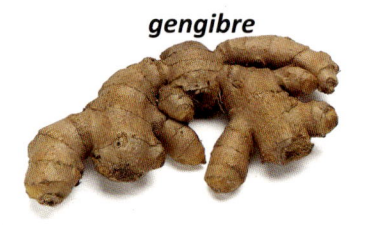

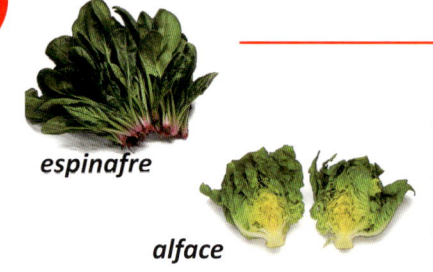

mamão

batata

gengibre

Insônia

1 alface

1 maço de espinafre

1 talo de aipo

espinafre

alface

Limpeza de pele

2 batatas

1 pimentão verde

1 pepino

1 talo de aipo ou
1 maço de agrião

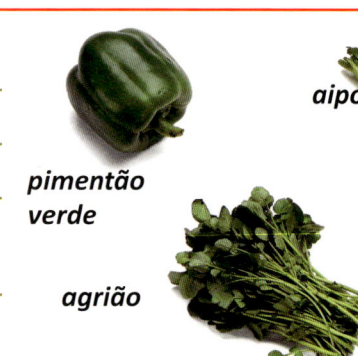

pimentão verde

aipo

agrião

Receitas de Suco   73

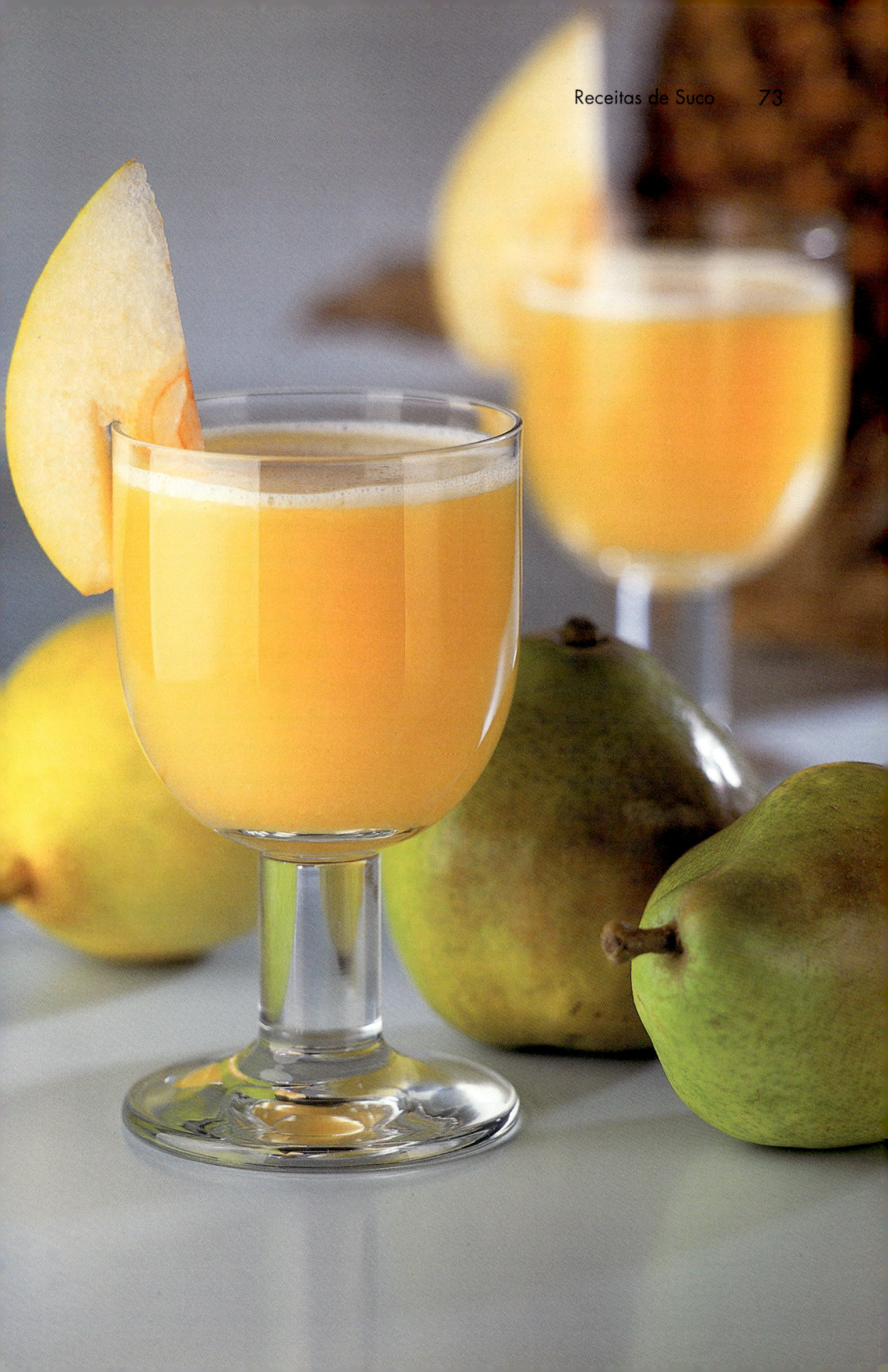

Gripe ⇨

Membrana mucosa
seca

6 cenouras

3 fatias de abacaxi

½ mamão com sementes

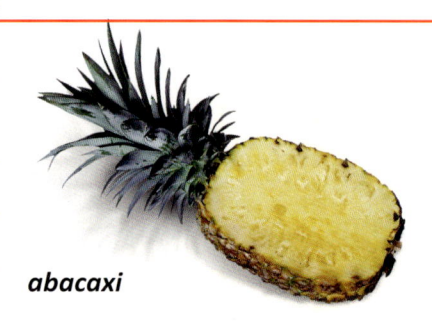

abacaxi

Nervosismo

alface repolhuda

4 cenouras

1 talo de aipo

1 pé de alface repolhuda

8 folhas grandes, verdes e amarelas, de alface escarola

2 punhados de vagem

6 couves-de-bruxelas

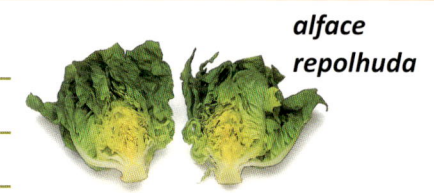

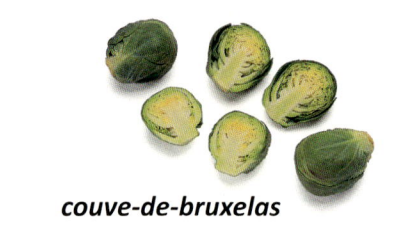

couve-de-bruxelas

Osteoporose

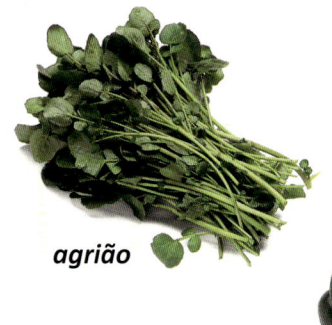

½ repolho

1 pimentão

1 pepino

1 maço de agrião

4 folhas de couve-galega

agrião

pimentão verde

Receitas de Suco   75

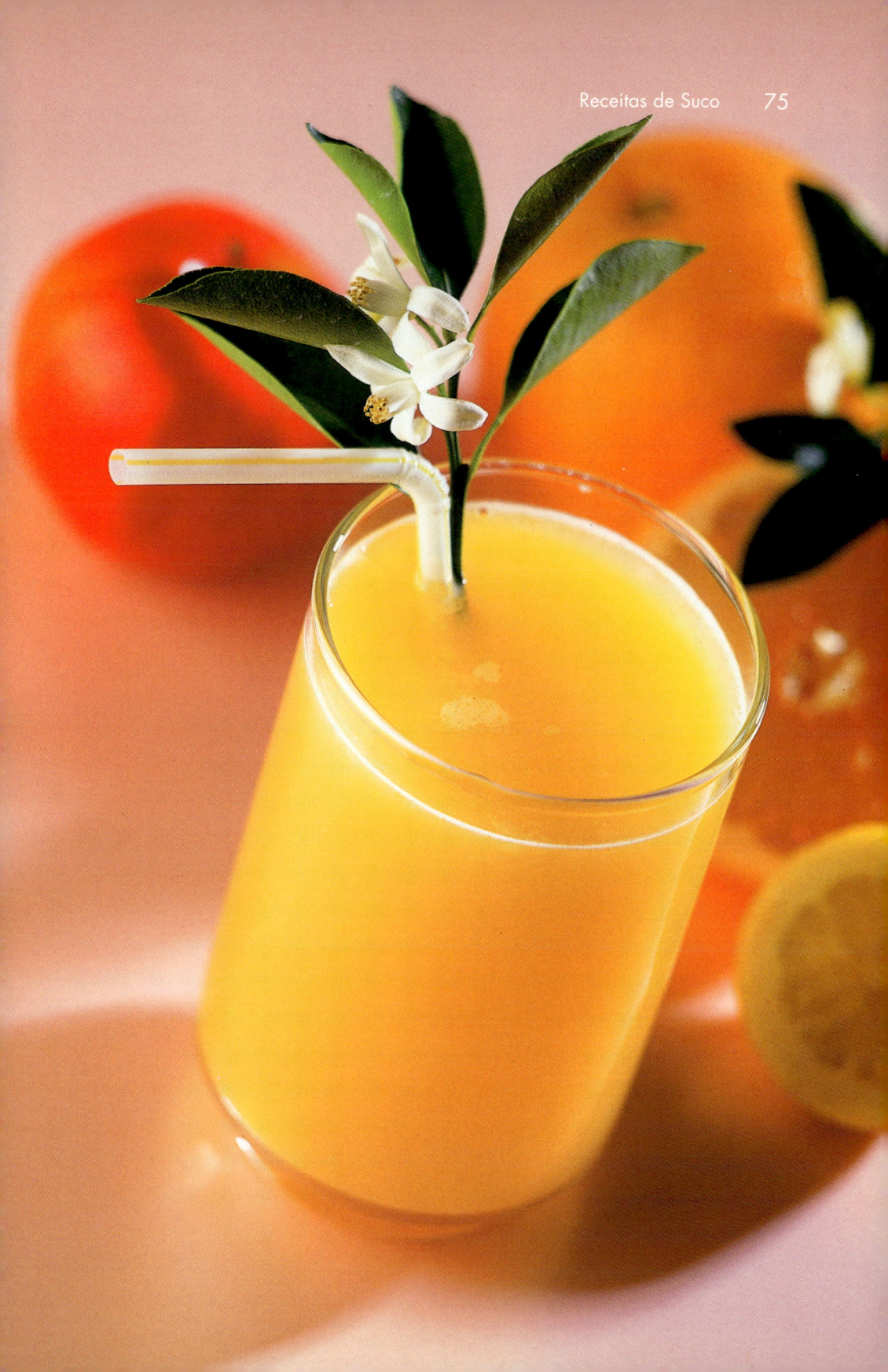

Doenças hepáticas ⇨

Parasitas

¼ de repolho

1 rabanete preto

1 quilo (cerca de 3 xícaras) de abóbora, cortada em cubos

1 gengibre do tamanho de um polegar

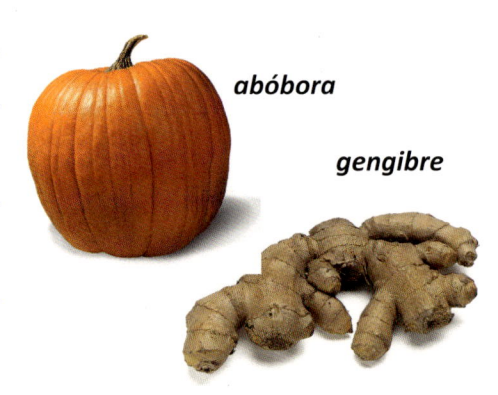

abóbora

gengibre

Pedras na vesícula biliar

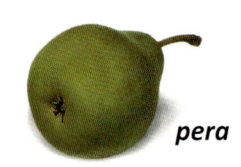

inflamação

pera

3 peras

3 fatias redondas de abacaxi

Pressão sanguínea

Alta

aipo

6 cenouras

2 talos de aipo

1 beterraba

1 maço de salsa

1 dente de alho

1 maço de espinafre

alho

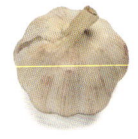

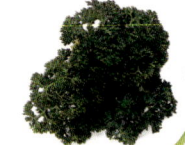

salsa

Receitas de Suco   77

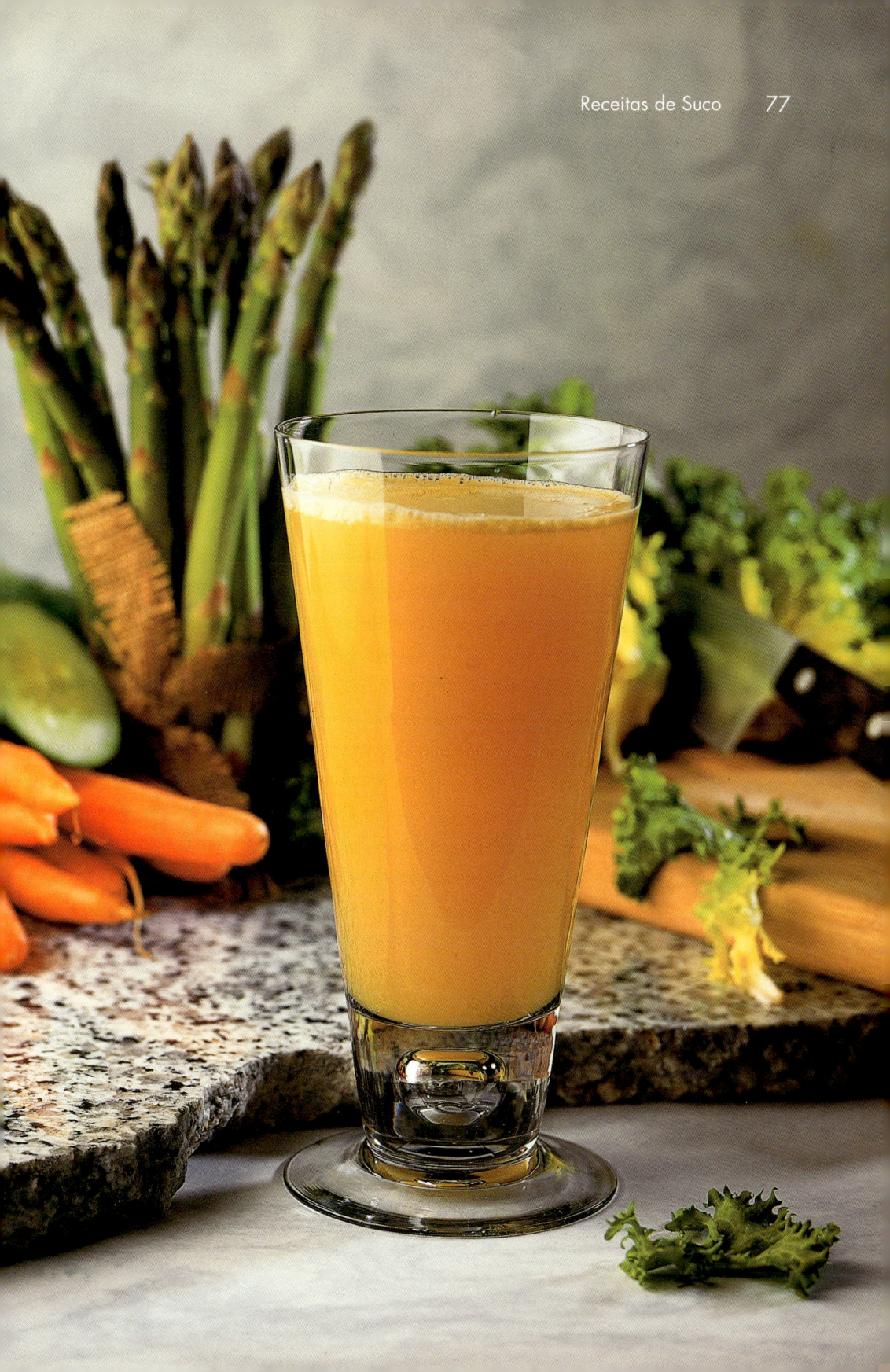

Nervosismo ⇨

Problemas prostáticos

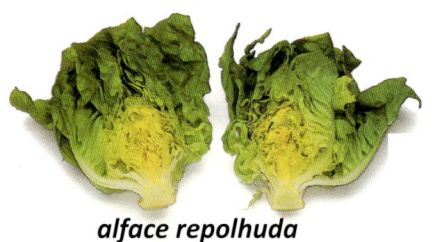

1 pé de alface repolhuda

6 talos de aspargo

6 cenouras

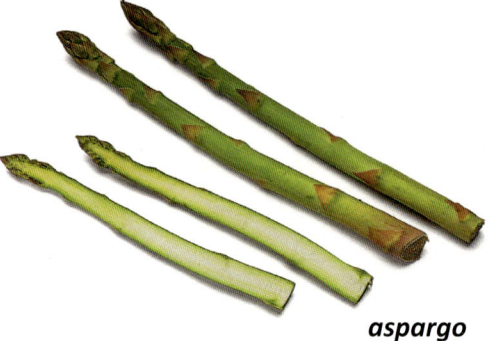

alface repolhuda

cenouras

aspargo

Problemas renais

3 talos de aipo

2 tomates

1 limão (sem casca)

2 cenouras

6 folhas grandes de alface escarola

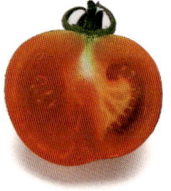

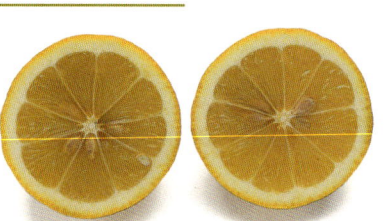

tomate

limão

Receitas de Suco   79

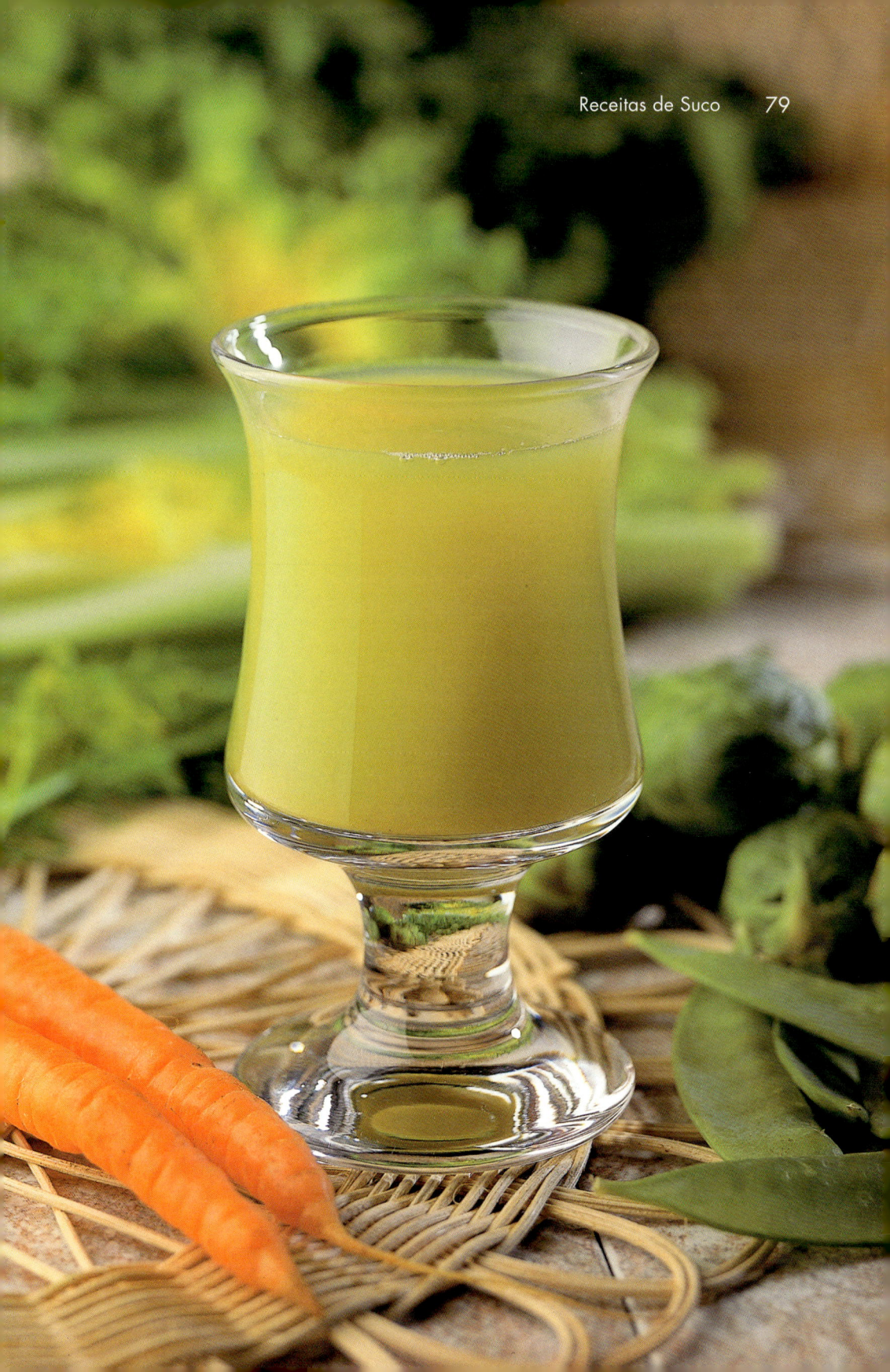

Úlceras pépticas ou gástricas ⇨

Psoríase

5 cenouras
1 pepino
1 maço de espinafre
1 talo de aipo

cenoura

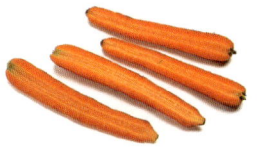

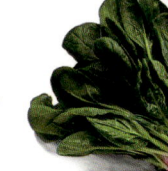

espinafre

Purificador da vesícula biliar

6 cenouras
1 beterraba pequena
½ limão
6 rabanetes vermelhos ou 1 rabanete preto

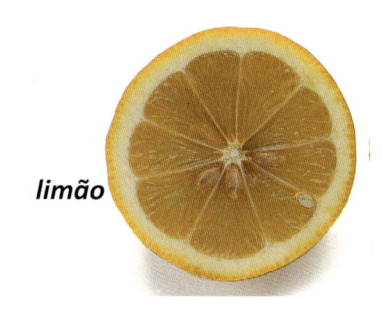

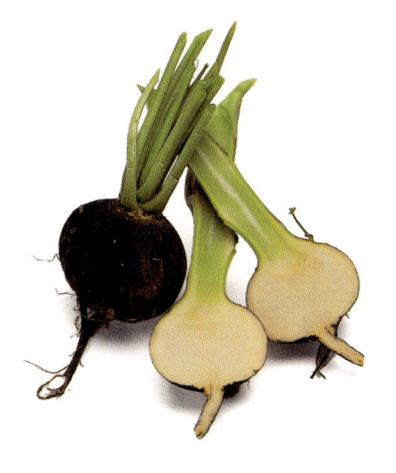

limão

cenouras

rabanete preto

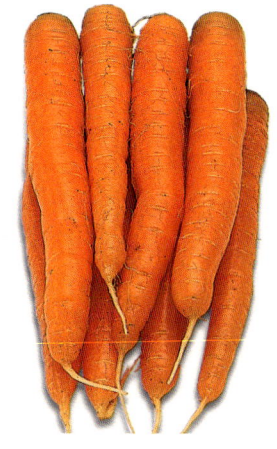

Receitas de Suco   81

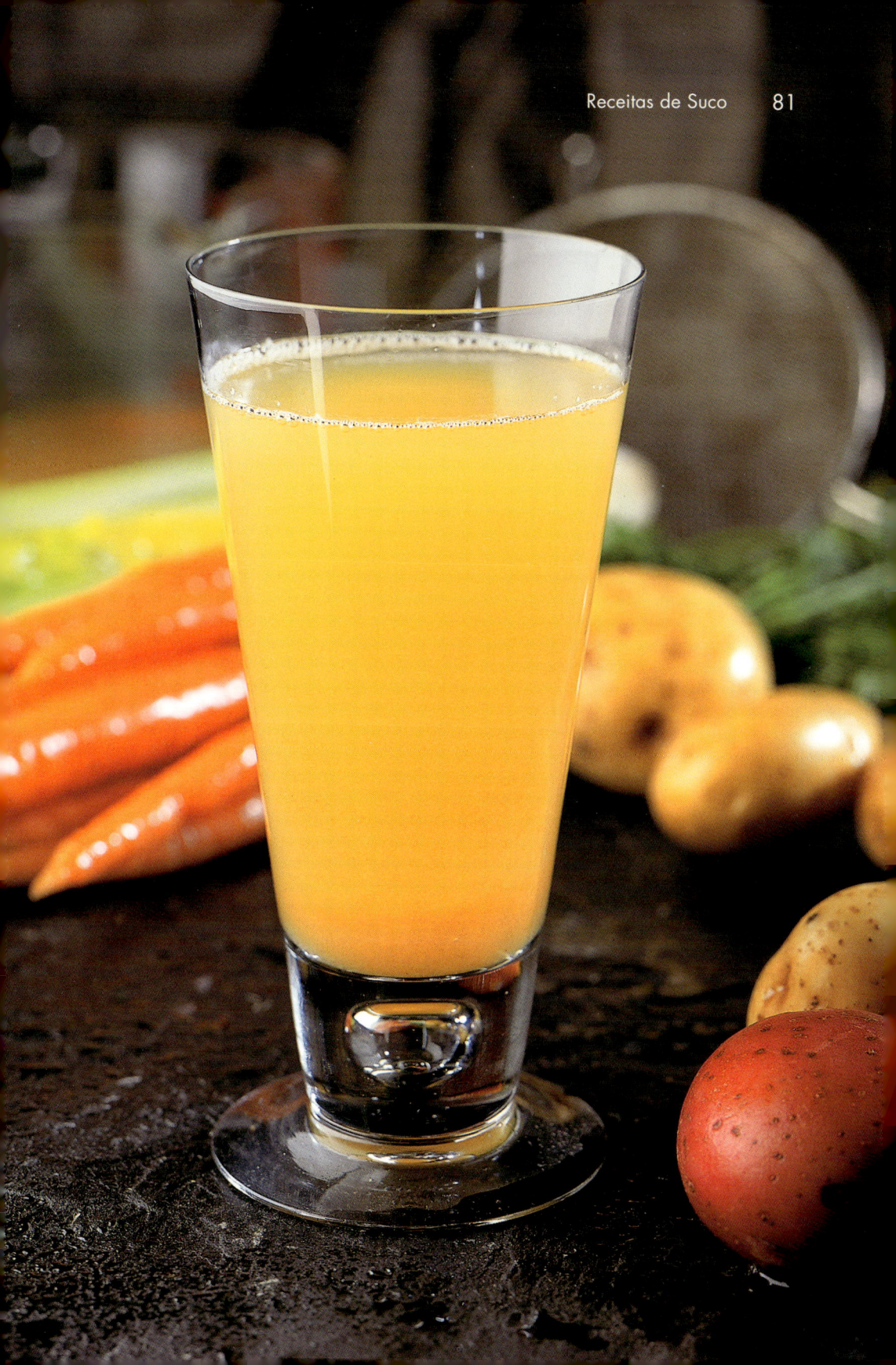

Reumatismo ⇨

Resfriados

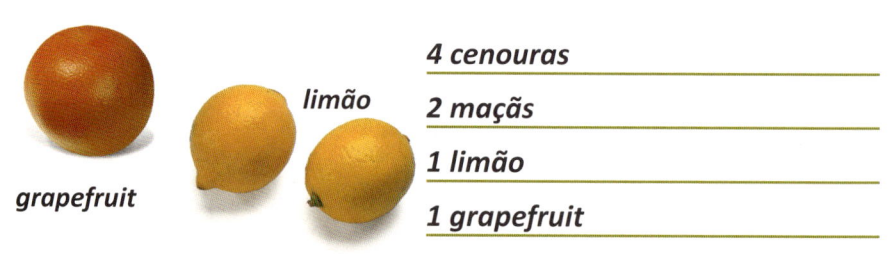

grapefruit — *limão*

4 cenouras

2 maçãs

1 limão

1 grapefruit

Retenção de líquidos

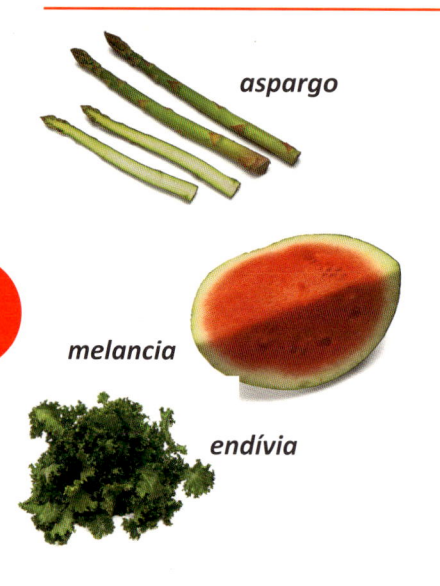

aspargo

melancia

endívia

8 talos de aspargo

8 folhas grandes, verdes e amarelas, de endívia crespa

2 talos de aipo

1 pepino

2 cenouras

ou

¼ melancia

¼ melão cantalupo

1 limão (sem casca)

Reumatismo

4 cenouras

1 beterraba pequena

2 talos de aipo

1 ramo de agrião

1 ramo de espinafre

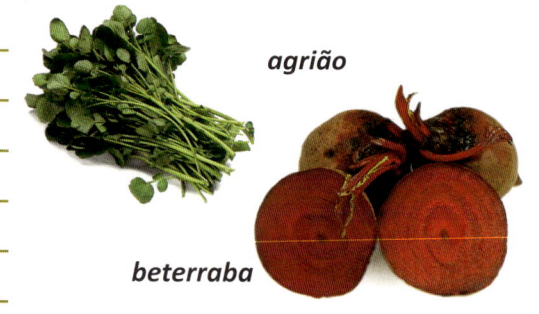

1 pepino

agrião

beterraba

Receitas de Suco   83

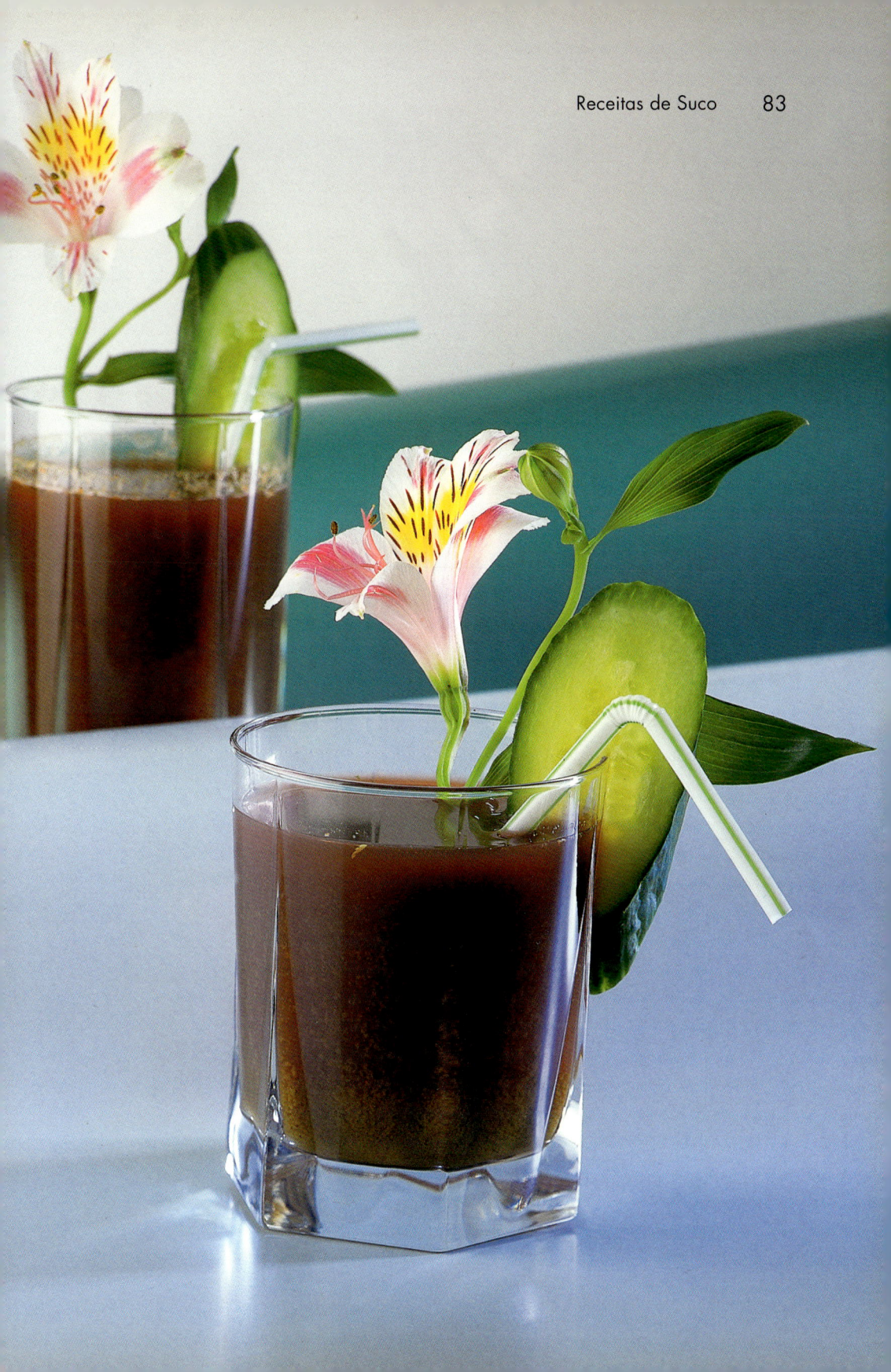

Problemas nos rins ⇨

Sinusite

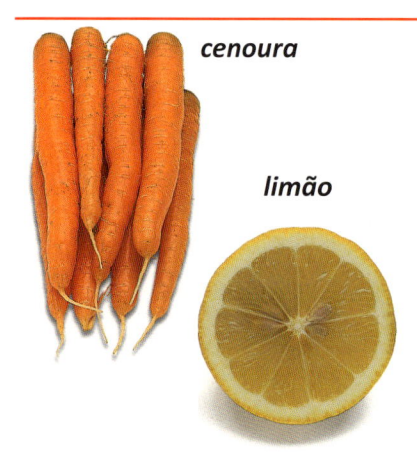

cenoura

limão

8 cenouras

1 colher de sopa de raiz forte

1 limão *(sem casca)*

(dilua com a mesma quantidade de água e beba com uma colher ao longo de duas horas)

Suco de Romã

½ xícara de sementes de romã

½ copo de suco de laranja

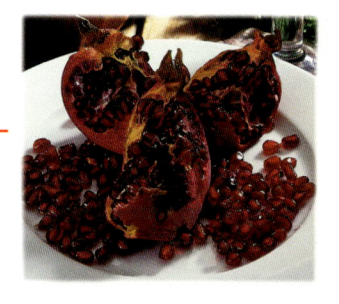

Finalmente, temos um suco que é excelente para diversas doenças, incluindo irritações intestinais, pressão alta e arteriosclerose.
Remova as sementes de romã da casca e do miolo da fruta.

Suco de romã balanceado

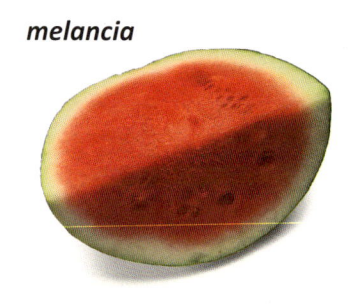

melancia

sementes de duas romãs grandes

¼ de melancia sem sementes

½ copo de suco limão ou limão galego

2 colheres de sopa de mel

2 colheres de sopa de menta fresca

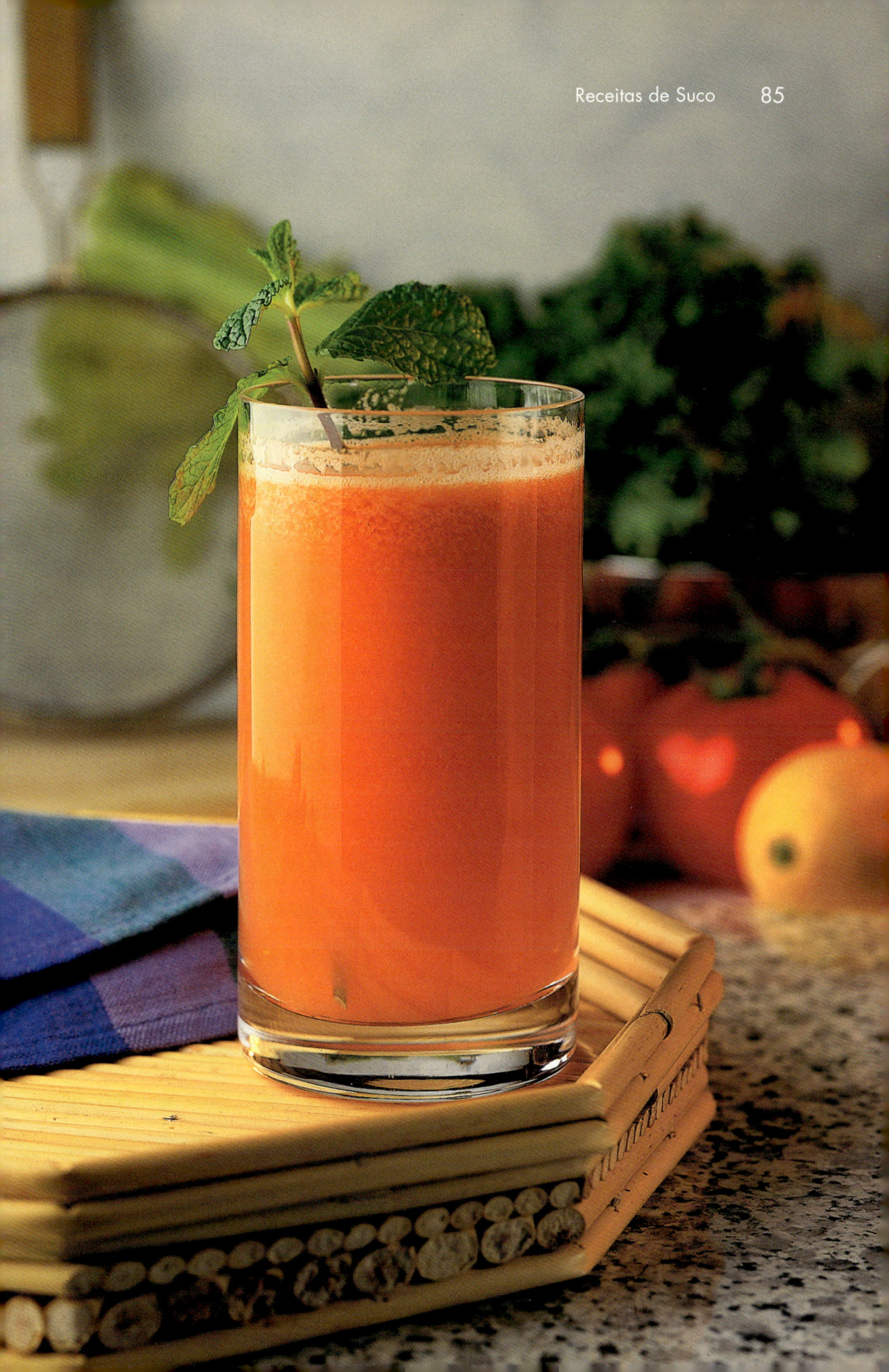

Receitas de Suco 85

Suco de Romã ⇨

Suco de romã para o sistema imunológico

sementes de duas romãs grandes

4 cenouras grandes

suco de ½ limão galego

1 colher de sopa de mel

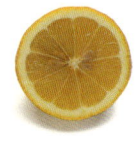

limão

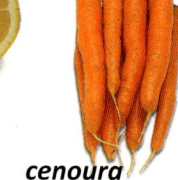

cenoura

Úlceras pépticas ou gástricas

¼ couve verde

1 batata

2 talos de aipo

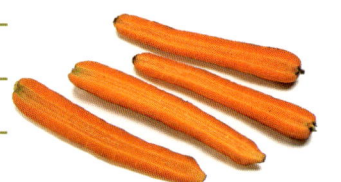

6 cenouras

cenoura

batata

Visão

fraca

6 cenouras

1 xícara de blueberries

1 maçã

4 damascos

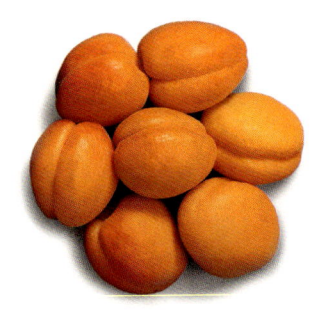

damasco

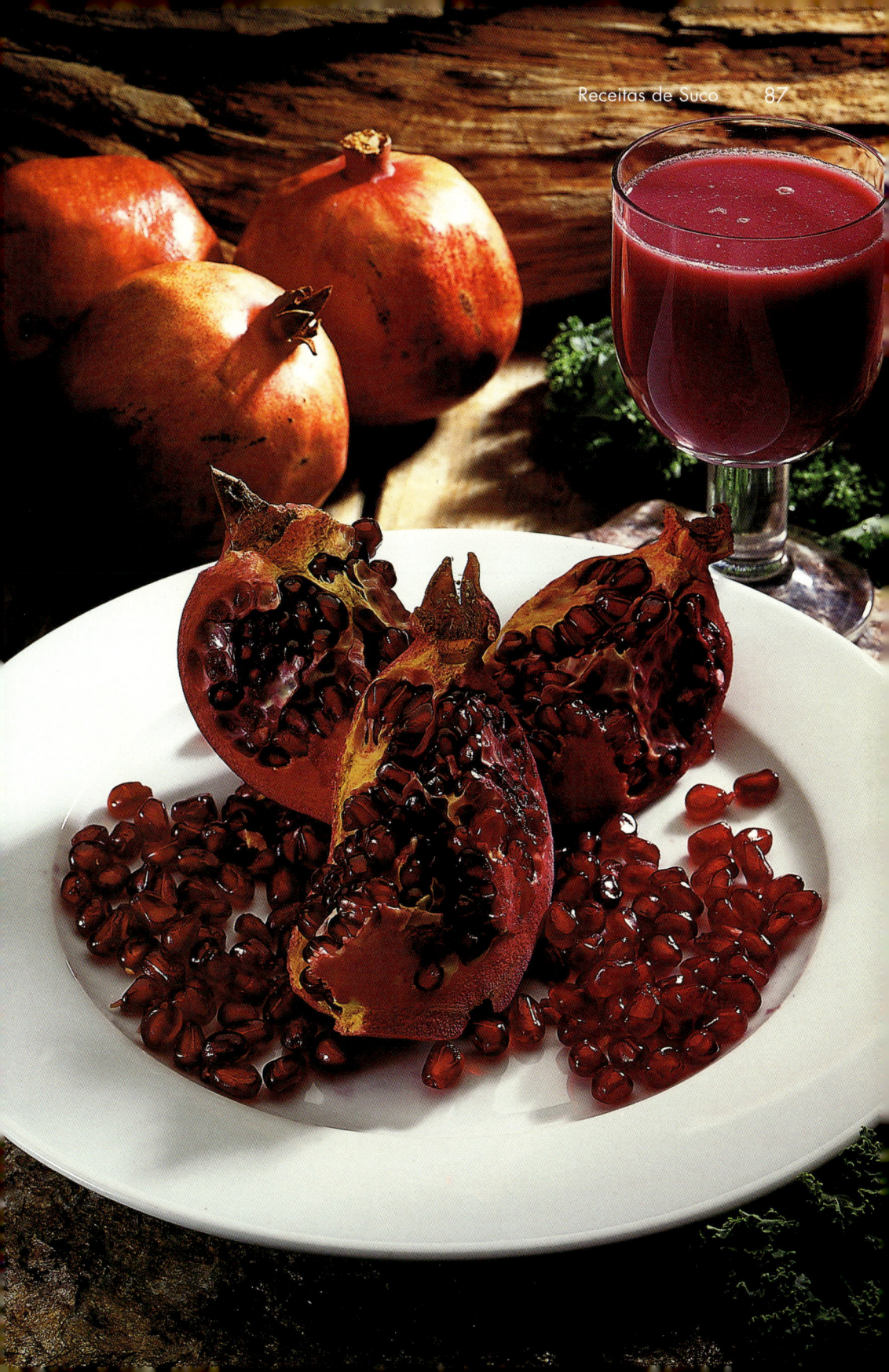

Receitas de Suco   87

O grand

receitas de sucos

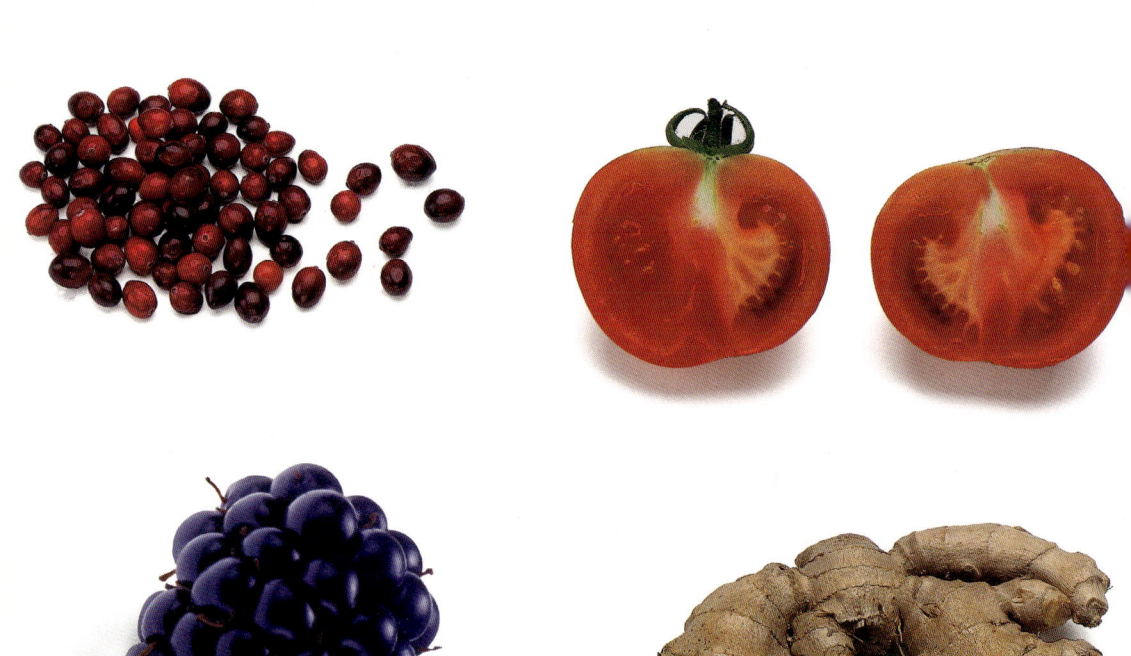

Receitas de Suco 89

finale:

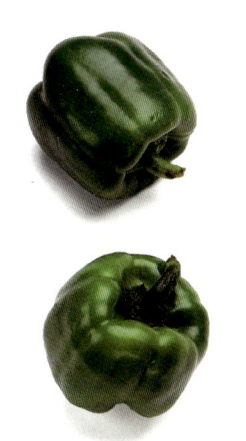

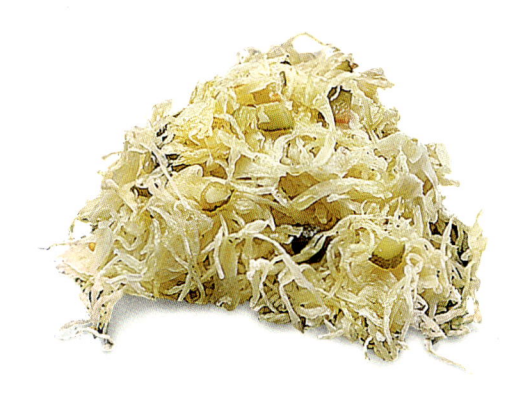

• •

• •

famosos

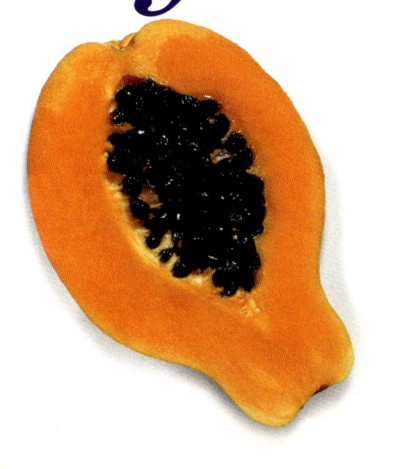

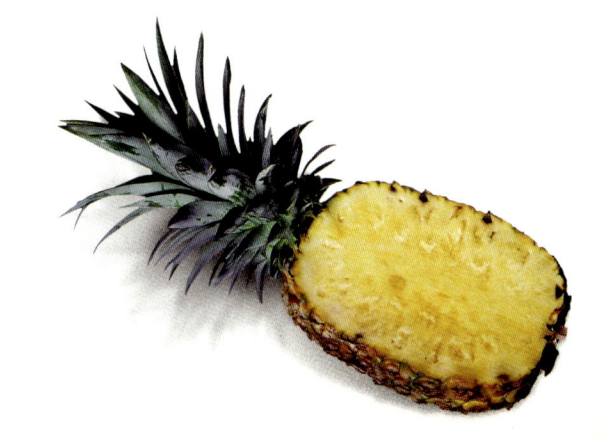

Receitas para curtir e se exercitar

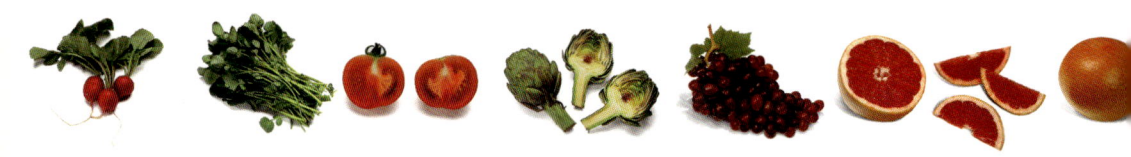

O café da manhã energético

1 grapefruit (sem casca)

1 limão (sem casca)

2 fatias de abacaxi

½ melão

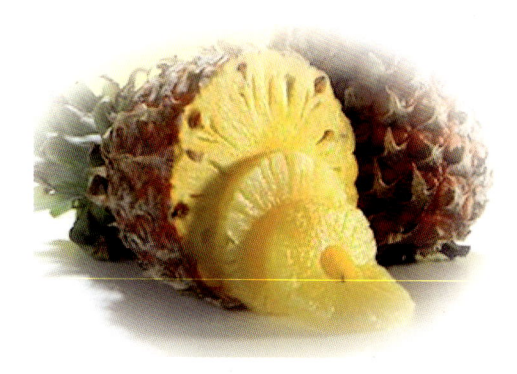

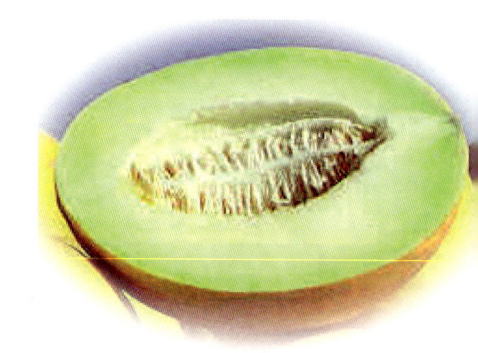

O ponche tropical

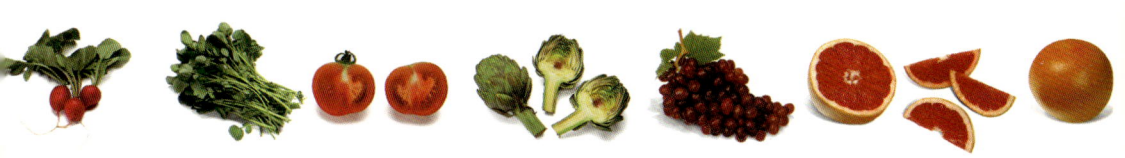

Se você vai receber convidados, surpreenda-os com este ponche divino.
Pode ter certeza de que ele vai agradar, e muito!

6 grapefruits *(sem casca)*

6 laranjas *(sem casca)*

1 limão ou limão galego grande *(sem casca)*

1 abacaxi *(sem casca)*

1 mamão grande

4 maracujás

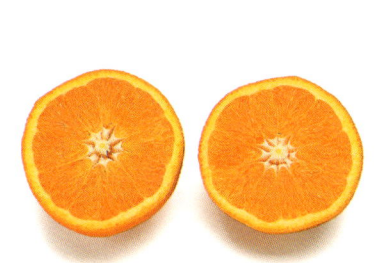

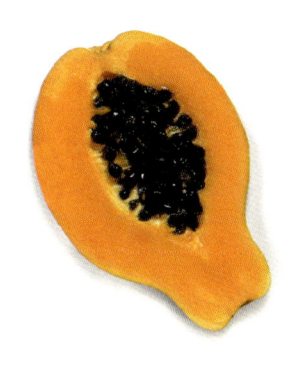

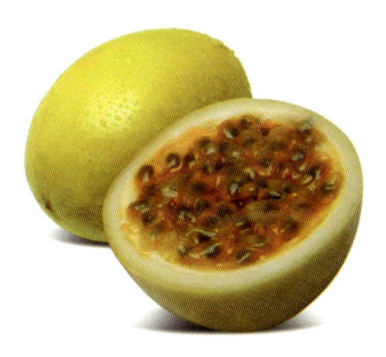

O programa de condicionamento dos Vigilantes do Peso

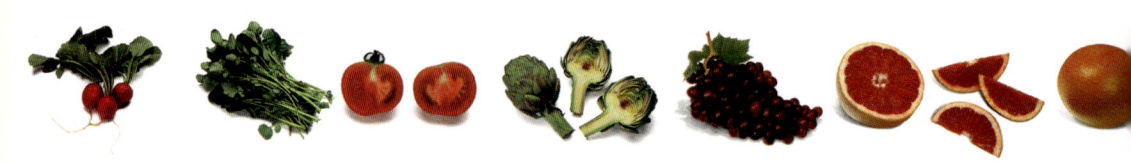

Restrinja sua ingestão alimentar ao máximo de 1.150 calorias. Substitua todos os óleos vegetais refinados (óleos de supermercado), ácidos graxos hidrogenados (encontrados em gordura vegetal, margarina e escondidos em alimentos assados e processados) por duas colheres de sopa de cada um desses óleos: óleo de linhaça não refinado, óleo de semente de abóbora, azeite de oliva virgem e manteiga

tomate

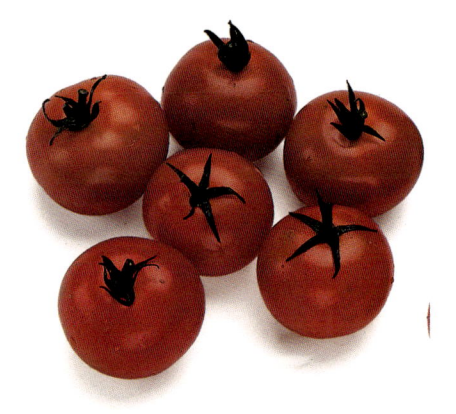

(nenhuma outra gordura animal). Use-os em molhos para saladas ou em legumes. Use o azeite de oliva para cozinhar ou fritar, e a manteiga em sanduíches. Antes das refeições, beba o coquetel diário feito com:

6 tomates

1 beterraba com folhas

8 cenouras

½ pé de endívia crespa ou 5 chicórias

3 talos de aipo

1 maço de espinafre

1 maço de agrião ou

6 rabanetes vermelhos ou

1 rabanete preto

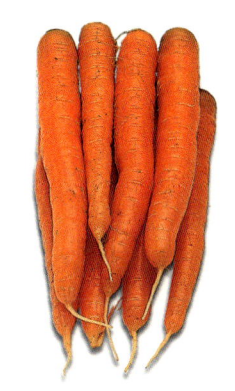

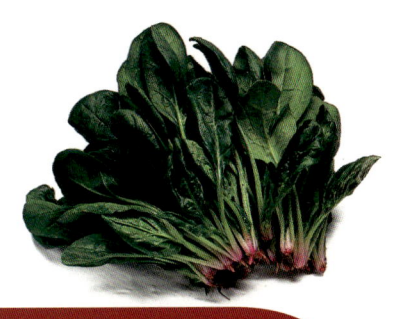

> *Por causa da alta alcalinidade do coquetel dos Vigilantes do Peso, ele irá desintoxicar o seu corpo, excretando vários detritos metabólicos e, por ser diurético, vai ajudar os rins a excretarem líquidos. Beba muita água ou chá de ervas durante o processo, pelo menos 1,5 litro, além dos sucos. E não se esqueça de se exercitar, uma vez que músculos treinados queimam mais energia, mesmo durante o repouso.*

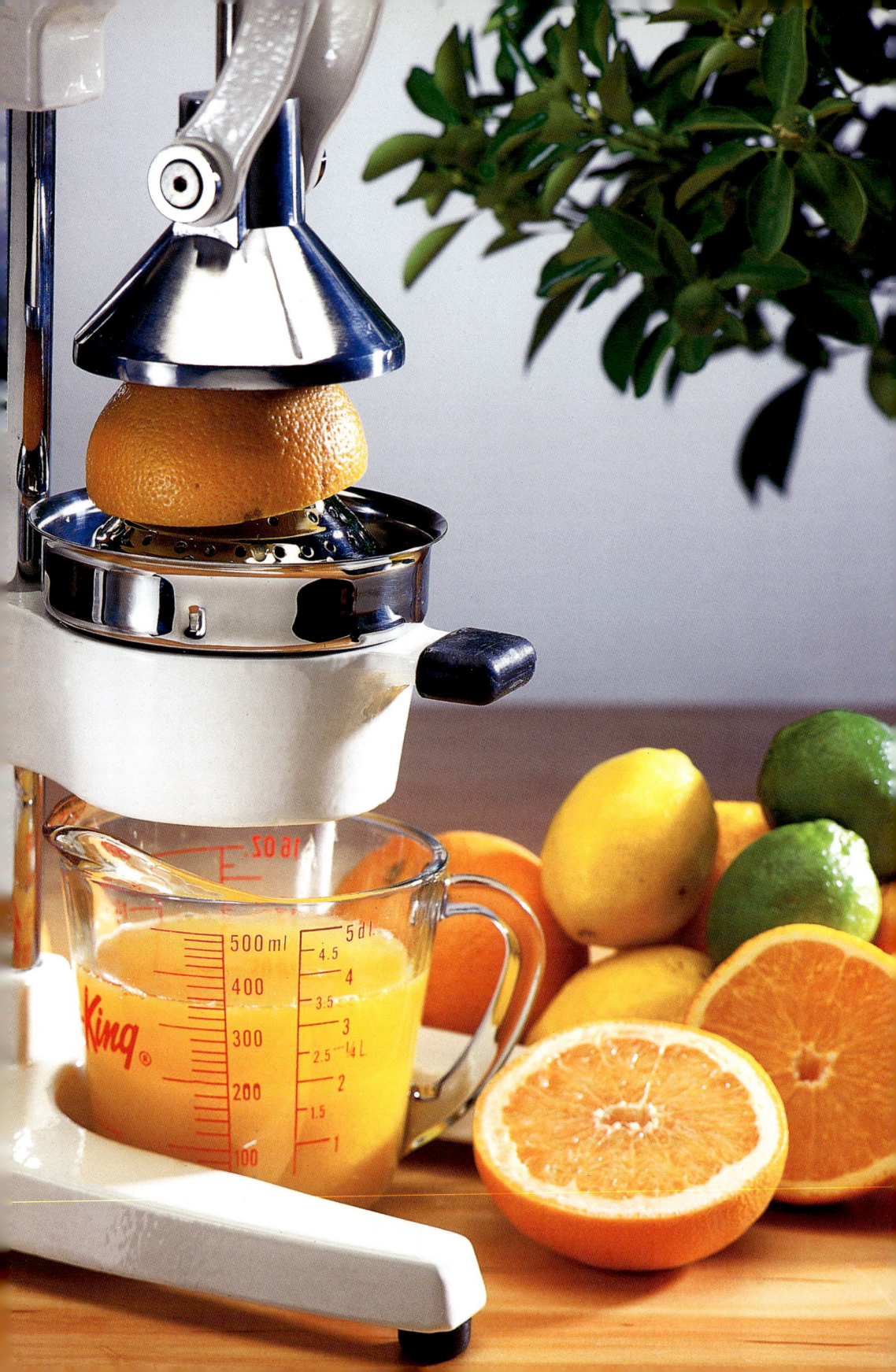

MADRAS® Editora
CADASTRO/MALA DIRETA

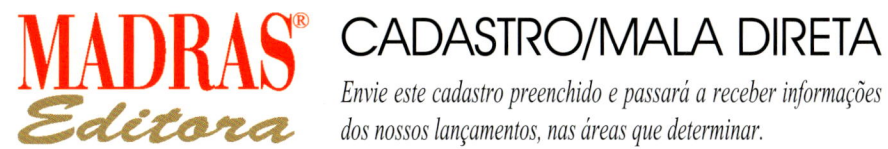

Envie este cadastro preenchido e passará a receber informações dos nossos lançamentos, nas áreas que determinar.

Nome _____
RG _____ CPF _____
Endereço Residencial _____
Bairro _____ Cidade _____ Estado _____
CEP _____ Fone _____
E-mail _____
Sexo ❏ Fem. ❏ Masc.   Nascimento _____
Profissão _____ Escolaridade (Nível/Curso) _____

Você compra livros:
❏ livrarias ❏ feiras ❏ telefone ❏ Sedex livro (reembolso postal mais rápido)
❏ outros: _____

Quais os tipos de literatura que você lê:
❏ Jurídicos   ❏ Pedagogia   ❏ Business   ❏ Romances/espíritas
❏ Esoterismo   ❏ Psicologia ❏ Saúde   ❏ Espíritas/doutrinas
❏ Bruxaria   ❏ Autoajuda   ❏ Maçonaria ❏ Outros:

Qual a sua opinião a respeito desta obra? _____
_____

Indique amigos que gostariam de receber MALA DIRETA:
Nome _____
Endereço Residencial _____
Bairro _____ Cidade _____ CEP _____

Nome do livro adquirido: Sucos para a Saúde

Para receber catálogos, lista de preços e outras informações, escreva para:

MADRAS EDITORA LTDA.
Rua Paulo Gonçalves, 88 – Santana – 02403-020 – São Paulo/SP
Caixa Postal 12183 – CEP 02013-970 – SP
Tel.: (11) 2281-5555 – Fax.:(11) 2959-3090
www.madras.com.br

Outras obras da Madras Editora

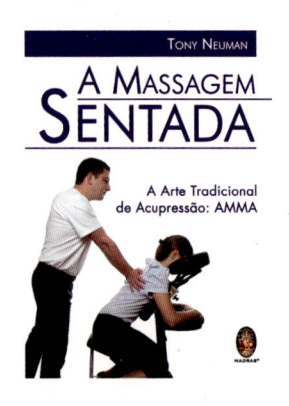

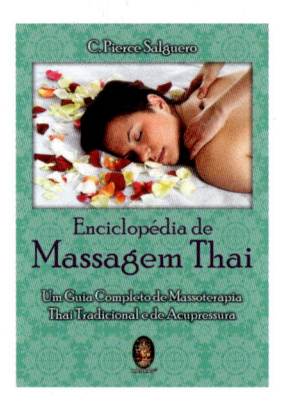

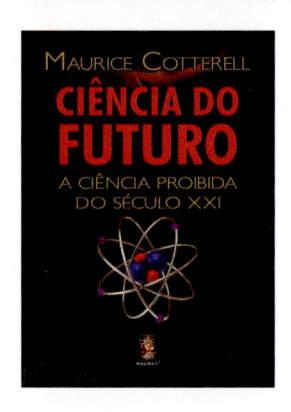

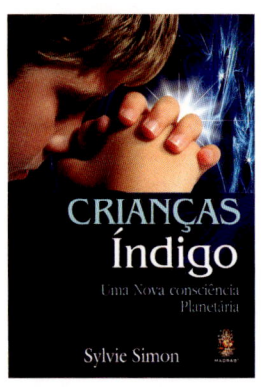

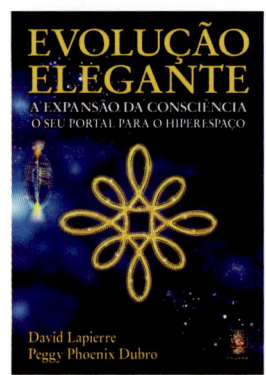

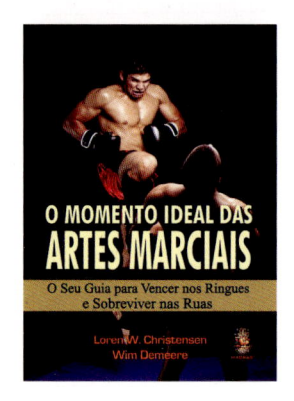

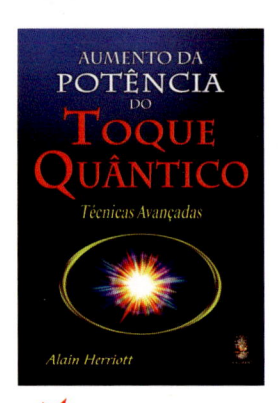

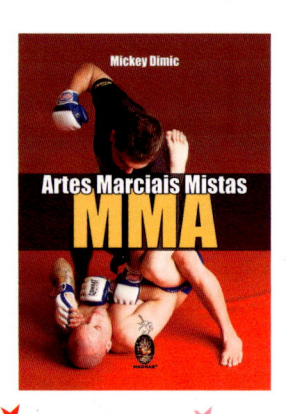

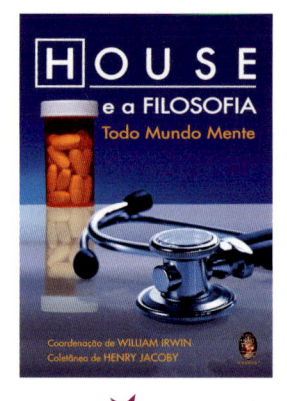

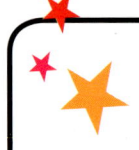

Este livro foi composto em Calibri, corpo 13/18.
Papel Couche 150g
Impressão e Acabamento
Neo Graf Indústria Gráfica e Editora Ltda.
Rua João Ranieri, 742 - Bonsucesso - Guarulhos
Tel.: (011) 3333-2474 — www.neograf.net